CHARLES-FÉLIX DURAND

LES
GUÉRISSEURS

PHYSIOLOGIE DU GUÉRISSEUR
LE BOURREAU-MÉDECIN. — LES REBOUTEURS
MÉDECINE MYSTIQUE
BALIVERNES DU MAGNÉTISME. — LA MÉDECINE NOIRE
MAUX D'AVENTURE — MALADIES « INGUÉRISSABLES »
L'APOTHICAIRE. — L'HERBORISTE
LA SAGE-FEMME. — INFINIMENT PETITS DOCTEURS
LA MÉDECINE EN PLEIN VENT, ETC.

PARIS

C. MARPON & E. FLAMMARION, ÉDITEURS

26, RUE RACINE, 26

1884

LES GUÉRISSEURS

Paris. — Typ. Ch. Unsinger, 83, rue du Bac.

LES
GUÉRISSEURS

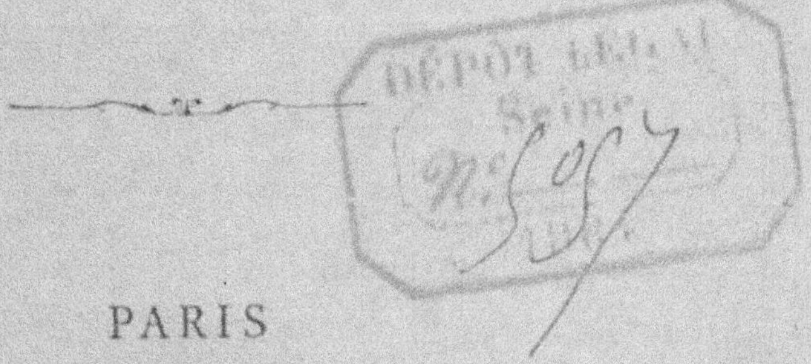

> Si vous voulez être guéri — je ne
> sais de quelle maladie, — prenez une
> plante — je ne sais laquelle, — ap-
> pliquez-la — je ne sais où, — et vous
> guérirez — je ne sais comment.
>
> MENCKE.

PARIS

C. MARPON & E. FLAMMARION, ÉDITEURS

26, RUE RACINE, 26

1884

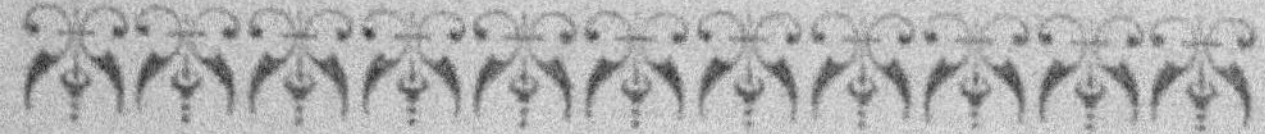

LES
GUÉRISSEURS

CHAPITRE PREMIER

PAR MANIÈRE DE PRÉFACE

L'effronté Molière et la déesse Hygie. — Première représentation de l'*Amour médecin*. — Sa Majesté Louis le XIVe daigne rire comme un simple mortel. — Une pensée de La Bruyère. — Définition de la médecine par un médecin. — Guy Patin et Guénaut. — L'Antimoine, nouvelle poudre à succession. — Docteurs et Guérisseurs.

EN ce temps-là, un effronté, du nom de Poquelin de Molière, osa porter la main sur le voile sacro-saint de la déesse de la Médecine, en déranger les plis corrects, même le déchirer un peu, et puis — *infandum !* se serait écrié J. Janin, de pédante mémoire — traîner la pauvre Hygie, toute chiffonnée, de son sanctuaire sur les planches du théâtre.

Et — à la grande liesse des spectateurs — il lui prouva, clair comme le jour, l'impertinent ! qu'elle n'était qu'une ignorante, *il lui montra son bec jaune;* il se moqua de ses grands airs, il la berna.

On la siffla.

Écoutez !... Ne vous semble-t-il pas entendre encore les francs éclats de gaîté folle qui — en dépit de l'Étiquette — emplirent le théâtre du palais de Versailles, le 16 septembre 1665, à la première représentation de *l'Amour médecin.*

On raconte même que, ce soir-là, le Monarque Olympien s'oublia jusqu'à sourire... Que dis-je ? jusqu'à rire comme un simple mortel en reconnaissant sous le déguisement de Thomès, de Desfonandrès, de Macroton et de Bahis, quatre de ses médecins ordinaires : Daquin, Desfougerais, Guénaut et Esprit.

Ce fut bien autre chose, en vérité, l'année suivante, avec le *Médecin malgré lui !* Bien autre chose encore avec le *Malade imaginaire !*

Et avec *Monsieur de Pourceaugnac,* donc !

Ce jour-là — c'était à Chambord, le 6 octobre 1669 — Louis, le XIVe du nom, eut un tel accès de fou rire, qu'il faillit, chose incroyable, inouïe ! en compromettre l'équilibre de sa monumentale perruque.

Depuis Molière — un peu aussi avant lui, si nous cherchions bien — depuis Molière, qui décidément attacha le grelot, que d'épigrammes jetées au nez de la médecine et des médecins !

** **

Mais La Bruyère avait raison. « Tant que les hommes pourront mourir et qu'ils aime-

ront à vivre, le médecin sera raillé et...
payé. »

Et sans plus de gêne que devant, les
disciples d'Hygie ont exercé leur petit métier, leur art... « Art qui consiste à trom-
per le malade pour attraper son petit écu
blanc. »

Cette définition n'est pas de moi — aux
Dieux ne plaisent ! — Elle appartient à un
docteur, au docteur Guénaut, de joyeuse
mémoire.

En vérité, bien joyeuse !

Avec sa panacée, l'antimoine, il tua sa
femme, sa fille, son neveu, deux de ses gen-
dres.... sans compter tous ses clients l'un
après l'autre.

On allait lui défendre l'usage de cette
nouvelle poudre à succession, lorsqu'il eut
l'heureuse chance d'ajouter à son martyrologe
le nom de Mazarin.

Et tout lui fut pardonné.

Il est équitable de faire remarquer que c'est

Guy Patin, un doux confrère, qui raconte toutes ces choses.

* *

Or, à côté des docteurs — lesquels, reconnaissons-le entre parenthèse, ont bien perdu depuis Molière de leurs grands airs pédantesques, et ont beaucoup gagné en savoir — à côté des docteurs qui de par le droit de leur parchemin — et c'est notre excuse — font passer de notre poche dans la leur le petit écu blanc, il est une autre variété d'*Artistes* — suivant l'expression dudit Guy Patin.

Et celle-ci est plus habile que celle-là, je vous jure, à escamoter le petit écu ; elle est plus audacieuse aussi, car elle ne nous donne pas même cette consolation, de mourir « méthodiquement » suivant les règles d'Hippocrate ou de Galien.

Cette variété se compose des GUÉRISSEURS :

triacleurs non jurés, charlatans, marchands
d'orviétan, médicastres...

* * *

Gens ne valant pas un bout de corde, im-
pudents et ignorants, escogriffes et aigrefins,
maîtres fourbes et maîtres filous, détrous-
seurs, écorcheurs, trucheurs, enfants de la
Mate, aurait dit Villon, tarés — toqués parfois — illuminés, extravagants..., au demeurant, les plus plaisantes gens du monde.

Et pourtant, ces truands n'ont pas encore
trouvé leur historien. Privast d'Anglemont
les a oubliés dans son dénombrement des
petits métiers inconnus, et Roger de Beau-
voir, lui-même, dans sa nomenclature des
métiers inavoués et inavouables.

Injuste oubli, en vérité, et qu'il me prend
fantaisie de réparer.

Ma prétention n'est certes point de faire
disparaître la mirifique bande des guéris-

seurs pas plus que n'eut, un seul instant, cette ambition, l'auteur de l'*Amour médecin* et de *Monsieur de Pourceaugnac* à propos de la docte corporation des médecins et des apothicaires.

Mais — pour mon plaisir — d'abord — et pour le vôtre, ensuite, si vous voulez — je veux esquisser quelques scènes d'une comédie inédite.

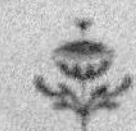

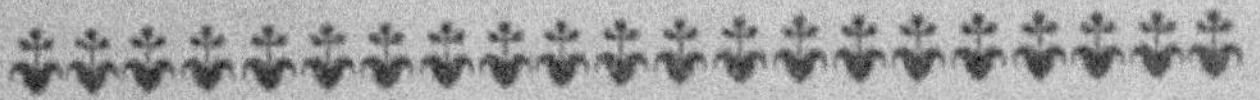

CHAPITRE II

PHYSIOLOGIE DU GUÉRISSEUR

Comment on devient Guérisseur. — Histoire d'un boyard qui avait des querelles de ménage. — ou le Médecin malgré lui. — Le Bien public. — Hippocrate et moi ! simple énonciation d'un fait. — Dénombrement (très incomplet) des Guérisseurs.

Par le fils d'Apollon et de Coronis ! Par le disciple du centaure Chiron ! Par Esculape, son serpent et son coq ! comment peut éclore en la cervelle d'un toqué — ou d'un malin — cette extravagante idée de s'instituer, de son autorité privée, marchand de pommade souveraine ou de poudre di-

vine, rebouteur ou guérisseur de maladies
« inguérissables. »

Je vais vous le dire.

* * *

Un guérisseur est parfois un ancien valet
de docteur. Voyant son maître gagner tout
doucettement sa vie en faisant un bout de
causette, en son cabinet, avec les personnes
qu'il introduisait, il s'est écrié, un beau matin : « Mais le métier de médecin est plus commode et surtout plus lucratif que celui de
valet..! » Alors, il s'est fait un vocabulaire
d'un certain nombre de mots techniques et
ronflants, pris au hasard dans les bouquins
qu'il était chargé d'épousseter ; il s'est frotté
de science. Puis, s'estimant suffisamment
édifié, il a jeté sa livrée aux orties et s'est
déclaré médecin... sans pourtant prononcer
le *Dignus est intrare.*

J'en ai connu plus d'un de cette farine.

* *

Ou bien, il a été d'abord infirmier dans un hôpital, voire garçon d'amphithéâtre, et, dans un moment d'ambition, il a troqué le tablier bleu contre l'habit noir.

Ou bien encore, d'épicier, il a sauté à pieds joints — bien entendu sans la permission de la Faculté — à la profession d'herboriste; puis de la profession d'herboriste à celle de pharmacien — ayant un apothicaire authentique à ses gages; — enfin, de celle-ci à celle de docteur.

* *

Quelquefois on devient guérisseur malgré soi :

C'était en — je crois que c'était vers 1604 — Boris Godounof, tzar de toutes les Russies, était tourmenté de la goutte; — grand dommage, en vérité, que ce gredin dont on ne comptait plus les crimes, fût tourmenté de la goutte !

Comme s'il se fût agi d'une calamité publique, tout l'empire en fut avisé, et quiconque connaîtrait un remède au mal du souverain, invité à se présenter au palais impérial.

Or, cette invitation fit naître en l'esprit de la femme d'un boyard, peu heureuse en son ménage — quelque Martine du temps — une idée de vengeance singulière, étrange, infernale, en un seul mot, toute féminine.

Elle fit secrètement informer l'empereur que son mari possédait un spécifique infaillible contre l'affection dont il était atteint, mais que, sujet très peu dévoué, il se garderait bien d'en faire profiter son souverain si on ne l'y forçait.

Vous voyez d'ici la stupéfaction du boyard, lorsque, mandé en toute hâte au palais, il apprit ce qu'on exigeait de lui.

Il protesta de son ignorance; on lui répondit par des coups de bâton : il continua de protester; on redoubla les coups. Puis on l'envoya en prison réfléchir sur la soumission que tout sujet doit à son prince. Comme il protestait encore, toujours, on lui signifia d'avoir à révéler son secret ou à se préparer à être pendu haut et court.

Poussé à bout, le pauvre diable consentit à savoir tout ce qu'on voulait qu'il sût, il avoua connaître un miraculeux remède contre la goutte et demanda trois jours pour le préparer.

Ce temps lui ayant été accordé, il alla, — non sous bonne garde — aux environs de Moscou, sur les bords de l'Occa, et, à tout hasard, chargea deux grands chariots des plantes qu'il trouva sous ses pas. Puis, de cette moisson de plantes dont il ne connaissait pas même les noms, il fit préparer des bains à l'intention de son impériale majesté Boris Godounof.

Notre guérisseur malgré lui n'attendait pas grand'chose de bon de tout cela. Mais, *mirabile dictu !* le grand-duc se trouve soulagé après le premier bain ; au second, il se sent mieux encore ; au troisième, il est guéri, radicalement guéri.

Le boyard s'apprêtait à relever la tête. — Et il y avait de quoi, convenez-en ! — lorsqu'il lui fallut courber l'échine et recevoir le fouet.

Molière — qui prenait son bien où il le trouvait — n'avait-il pas lu quelque part cette historiette quand il écrivit le *Médecin malgré lui ?*

*
* *

Quelques médicastres ont hérité de leurs parents un spécifique souverain contre telle ou telle autre affection, et leur devoir est — disent-ils — de ne point laisser perdre cet héritage précieux, non pas pour eux, *pécaïré !* mais pour le BIEN PUBLIC.

D'autres, enfin, sont devenus médecins par inspiration d'en haut.

Tous mettent en avant cette inspiration, ou cette transmission par héritage. C'est un des secrets de la confiance, du respect naïf, presque religieux, qu'ils inspirent à leurs dupes.

Une autre raison l'explique encore :

— Le nombre des maladies que la médecine prétend guérir, nous disait un de ces exploiteurs de la sottise humaine, est de beaucoup moins grand que celui devant lesquelles elle-même se déclare impuissante, n'est-ce pas? Eh bien! quand un malade est abandonné par son médecin ordinaire, a-t-il recours à un autre médecin? Point.

Celui-ci, dit-il, n'en saurait pas plus que l'autre.

Et il vient à nous, à nous qui exerçons la médecine « à la muette », mystérieusement, malgré les jaloux docteurs qui nous guettent, en dépit de la police qui nous traque; il vient à nous, amené par cette curiosité, cet attrait de l'inconnu inné chez tous les mortels, espérant trouver enfin la panacée secrète, le spécifique qui doit le guérir.

*
* *

Il y a plusieurs variétés de guérisseurs.

Mais si chacun d'eux présente en sa spécialité comme un type à part, tous ont de commun ou font semblant d'avoir une très haute idée de leur savoir et une morgue hautaine, comique, qui n'a de comparable que leur miraculeuse ignorance.

*
* *

Quand ils ont commencé l'exercice de leur *sacerdoce* — le mot est de l'un d'eux — ils savaient bien n'être que des imposteurs, mais comme Foa, qui se voyant adorée — je ne sais plus dans quel opéra-comique — finit

par croire qu'elle était véritablement déesse,
quelques-uns arrivent à se persuader que le
jeu qu'ils jouent est sérieux.

Dernièrement, un de ces médicastres me
disait : « Le monde n'a encore vu que deux
médecins : Hippocrate et Moi ! »

Et cet homme me parlait sérieusement,
dans toute la sincérité de son cœur. — S'il
avait connu la phrase classique des historiens
après le fameux : L'ÉTAT C'EST MOI, il aurait
sans nul doute ajouté : « Il n'y a là ni enflure,
ni vanterie ; c'est la simple énonciation d'un
fait. »

Tous ont cette suffisance — empruntée ou
vraie — depuis ce faux docteur noir, de dé-
sopilante mémoire, qui s'en allait visiter ses
malades, en brillant équipage, et en présence
d'un cancer, disait — et sans rire : « Moi
guérir Madame... mais Moi vouloir d'abord
dix mille francs, » jusqu'à ce pauvre diable
qui, chaussé de sabots et un bâton à la
main, court la campagne, et, par l'applica-

tion de simples *connus de lui seul*, guérit toutes les maladies et cicatrise toutes les blessures.

*
* *

Car il y a le guérisseur menant grand train, faisant grand bruit, jouant grand jeu, et le guérisseur bohémien, gueux, pauvre hère, obscur « philanthrope. »

Chez celui-ci, nous entrerons sans façon, tirant la chevillette. Chez celui-là nous serons introduits.

*
* *

Nous pénétrerons — si vous en avez le courage — chez le bourreau-médecin, et sans qu'il nous voie, sans qu'il se doute de notre présence, nous surprendrons l'homme sinistre dans l'exercice de ses fonctions de guérisseur.

— Nous commencerons même par cette

visite—si vous le voulez—imitant en cela la
coutume suivie au théâtre, où le gros drame
précède le vaudeville, afin que celui-ci fasse
un peu oublier celui-là, et que la trop sen-
sible spectatrice puisse aller retrouver son
oreiller sans craindre qu'il soit bourré de
cauchemars.

Ensuite, nous soulèverons par un coin le
voile — je veux dire : le rideau — derrière lequel opère la Médecine mystique, et
nous demanderons leurs secrets à tous ces
guérisseurs plus ou moins démoniaques qui
ont nom : magnétiseurs, voyants, chiro-
manciens, sorciers, etc.

Nous ferons aussi défiler au fond de notre
lanterne magique, les guérisseurs enfroqués,
— religieux et religieuses de tout ordre et de
toute couleur.

Je vous conduirai chez le Rebouteur, chez
le Marchand de pommade souveraine, chez
le Guérisseur des maladies « inguérissables.»

Je vous présenterai à l'Apothicaire, à

l'Herboriste et à la Sage-Femme, puis à tous ces infiniment petits médecins : le Dentiste, l'Oculiste, le Pédicure, etc., etc., que l'on entend coasser autour du temple d'Esculape comme grenouilles avant la pluie.

Enfin, nous nous arrêterons. — Hélas ! si, ennuyé déjà du chemin parcouru, vous ne m'avez pas tourné le dos à quelque carrefour ! — nous nous arrêterons ensemble sur la place publique et nous écouterons le charlatan en plein vent, afin de fermer en riant ce petit livre — si, toutefois, il est permis d'appliquer le mot « livre », même avec le correctif qui le précède, à un simple badinage.

CHAPITRE III

LE BOURREAU-MÉDECIN (I)

Trés impertinente réflexion de Lisette. — Par quelles
épreuves on acquiert le titre de docteur dans le
duché de Wurtemberg. — Le mot d'une énigme.
— La résurrection des pendus. — Les occupa-
tions de « Charlot »; son laboratoire; ses spécifiques. — Bienheureux suppliciés, priez pour
nous! — Les restes de la Brinvilliers. — Recette
du véritable élixir de longue vie. — Histoire
du bourreau de Nîmes et d'un Anglais. — Le
bourreau prend ses gardes.

Bourreau-Médecin !
Lisette — non celle de Béranger, mais
celle de Molière — a beau prétendre qu'il

(I) Suum cuique : Ce chapitre, publié par le
journal *la Discussion*, au mois de juillet 1863, a

suffit d'un médecin pour tuer quelqu'un et vouloir, par bonnes raisons, prouver à Sganarelle qu'il ne faut jamais dire : « Une telle personne est morte d'une fièvre ou d'une fluxion sur la poitrine, » mais « Elle est morte de quatre médecins et de deux apothicaires. »

Convenons que ces deux mots : *médecin* et *bourreau*, jurent d'être accouplés.

été reproduit — en 1867 — par le *Grand Dictionnaire universel du XIXᵉ siècle*.

Ce même Dictionnaire m'a fait également l'honneur de reproduire — *sans indication de source ni de nom d'auteur* — le chapitre qui va suivre : LES REBOUTEURS, paru dans le journal sus-indiqué au mois d'août 1863.

Il a *de même* et intégralement *réédité*, au mot *charlatan*, le seizième chapitre de cette petite étude, lequel avait paru, en 1861, dans *l'Actualité*, avant de paraître dans *la Discussion*, en 1867.

En cherchant bien, je pourrais peut-être... Mais ce serait donner à ma revendication — que j'estime, du reste, très légitime — une importance, qu'en vérité l'objet ne comporte pas.

Et il est vrai, pourtant, que sur dix de ces fonctionnaires qui ôtaient la vie « juridiquement, » neuf au moins s'ingéraient de la prolonger — moins juridiquement, il est vrai. — Je parle à l'imparfait : on sait qu'il n'y a plus, en France, qu'un exécuteur des basses-œuvres de la Justice : Monsieur de Paris.

**

Médecin-bourreau !

Et, d'abord, on ne peut pas ne pas se demander par suite de quelles circonstances ce pourvoyeur de la mort fut amené à se poser en guérisseur, et comment le vulgaire en arriva à prendre au sérieux ce sinistre empirique.

Le duc de Wurtemberg, dans l'État duquel le bourreau, après un certain nombre d'exécutions, est salué, dit-on, du titre de docteur, pourrait peut-être satisfaire notre curiosité.

Mais j'ai horreur des chemins trop directs

— depuis que j'ai été écolier. — Aussi bien, il me paraît intéressant de chercher à remonter de ce fait étrange à sa cause — peut-être très naturelle.

*
* *

C'est dans le merveilleux qu'on semble tout d'abord devoir trouver cette cause :

Le bourreau, à chaque instant de sa vie, se trouve en face de la mort; il la touche, il va au devant du spectacle hideux qu'elle offre; le bourreau fait tomber sous son couperet une tête humaine, comme l'enfant arrache au papillon ses ailes : sans terreur, sans pitié — comme aussi sans haine.

Qu'est-ce donc qui peut le rendre indifférent aux grimaces de l'effrayante Camarde à la grande faux?...

Mais non... Et cherchons ailleurs, autre part qu'au pays des trop fantaisistes hypothèses.

*
**

Quand « Charlot » avait fait sa hideuse besogne, il revenait chez lui. Là, il retrouvait sa femme, ses enfants — car Charlot avait parfois femme et enfants. — Mais il n'avait pas d'amis, pas de voisins. Tout le monde l'évitait, le fuyait. On aurait dit d'un de ces malheureux qu'une maladie incurable, autrefois, et prétendue épidémique, condamnait à une réclusion perpétuelle.

Lui aussi, il n'y a pas longtemps encore, on le parquait hors de la ville, ce lépreux d'une autre espèce.

Que faisait-il donc en cet isolement, loin du bruit, seul ou presque? Que faisait-il du corps de ses victimes, de ses morts? — Ils lui appartenaient. — A moins qu'il ne cherchât en eux le secret de la vie!

*
* *

On pourrait former maintes et maintes autres hypothèses tout aussi fantaisistes... et vraisemblables. Mais aucune d'elles ne nous donnerait le mot vrai de l'énigme que nous cherchons.

La vie cachée, ténébreuse du bourreau, ses lugubres fonctions, ce quelque chose de hors nature, de monstrueux qui le tenait à l'écart de ceux qui n'étaient pas ses semblables, contribua certainement à faire croire en la science de ce triste guérisseur ; mais la cause qui fit naître cette croyance est, ce me semble, toute naturelle ; la voici.

*
* *

Avant que Guillotin eût introduit en France après l'avoir perfectionnée la sinistre machine qui fatalement a gardé son nom, la pendaison était le mode de supplice le plus ordinairement employé.

Eh bien, en « démodant » la potence, Guillotin commit une action méchante : méchante parce que — la chose paraît prouvée — son instrument n'ôte pas avec la vie le sentiment de la douleur, tandis que pour le pendu la mort, dit-on, n'advient pas sans être accompagnée de certaines délices.

Méchante, parce que, devant la bascule, comme à la porte de l'Enfer, il faut laisser toute espérance, tandis que, au pied de la potence, on espérait encore.

Si un gibet pouvait parler, il conterait que bien des victimes qui lui étaient *acquises,* lui ont échappé. — Quelles histoires plus vraies — et aussi plus romanesques — que celles du pendu de Vienne et du pendu de Montpellier ! que celle d'Anne Green et celle de Chaton !

Le miracle était même devenu assez commun au siècle dernier ; et tel qui s'était frotté

les mains à la pendaison d'un voleur n'était
pas bien sûr de n'être pas volé, le lendemain,
par le pendu de la veille

Il y avait là, certes, de quoi frapper l'imagination du vulgaire. Et à qui devait-il attri-
buer la résurrection du pendu, si ce n'est à
celui-là même qui était préposé à sa pendaison?...

Et le vulgaire n'avait pas tort.

*
* *

L'exécuteur, pour peu qu'on lui manifestât
le désir de lui acheter la vie du condamné,
consentait de très bon cœur à vendre cette
vie.

Alors, la chose se passait le plus simplement, le plus honnêtement du monde :

L'exécuteur, devenu compère, avait le soin
de ne pas trop serrer autour du cou la corde
fatale ; il oubliait d'administrer sur les vertèbres le coup de talon de grâce ; enfin, il

dépendait son client dès que le lui permettaient... la pudeur et l'absence des curieux, et *lui donnait les soins* que souvent nécessitait un commencement d'apoplexie.

Ainsi ressuscitait le pendu.

Et ceux qui le revoyaient marchant, parlant et... volant, après l'avoir vu au haut du gibet, de crier partout au miracle... et à la grande science du bourreau.

*
* *

Et l'infâme qui n'était pas considéré comme l'égal des autres hommes, même devant Dieu, puisque l'entrée des temples lui était interdite, le paria, heureux peut-être de pouvoir, par quelque côté, appartenir à la société, loin de désavouer sa renommée, s'attacha à l'affermir.

Sa maison devint un laboratoire de sorcier, encombré de squelettes et de fourneaux, d'alambics et de Grimoires tout ouverts sur des chevalets. Et de cette officine sortirent des spécifiques à tous les maux :

La graisse de pendu et la rapure de crâne humain, celle-ci propre à guérir l'épilepsie et celle-là les rhumatismes (lisez *Une visite à Charlot,* dans les *Mémoires* de Favart) ; la corde de pendu contre les mauvais sorts, et jusqu'à la mandragore, cette plante légendaire, que le médicastre prétendait cueillir au pied des gibets pour la satisfaction de... — Ouvrez la *Genèse,* à la page où il est raconté comment advint à Lia, femme de Jacob, un cinquième enfant quand elle n'en espérait plus.

*
* *

En Sicile, le bourreau vend encore les dépouilles du condamné et les gouttes de son sang au peuple, qui, en recevant ces singulières reliques, ne manque pas de s'écrier : « Bienheureux supplicié, priez pour nous ! »

C'est ainsi que tout le *populus* de Paris se disputa les restes de la Brinvilliers.

*
* *

Dans le palais de l'empereur de Monomotapa, il y a, dit-on — je n'ai pas le temps ni l'envie d'y aller voir — une salle où sont portés tous les suppliciés.

On chauffe ces cadavres; on les presse, et de ce qui en est extrait on compose un *élixir de longue vie* à l'usage du souverain...

Pouah!... et pardon!

*
* *

Aujourd'hui que la pendaison n'est plus en crédit, le bourreau ne peut pas tenir marché de corde de pendu et de mandragores; il ne peut pas davantage exploiter la râpure de crâne et la graisse de mort (le cadavre du supplicié appartenant à l'École de médecine, quand il n'est pas réclamé par sa famille). Il n'y a donc plus de raison pour que lui soit conservée cette étrange qualité de guérisseur.

Mais les préjugés ne s'effacent pas aisément ; et celui-ci n'a fait que s'étendre, que s'affermir.

Le titre de docteur que portait Guillotin n'y est-il pas pour quelque chose ?

Quoi qu'il en soit, Charlot était, est encore — sinon lui, du moins son fils ou bien quelqu'un des siens — par droit de coutume, le médecin des pauvres d'argent ; par le droit du surnaturel, il l'est de tous les pauvres d'esprit.

*
* *

« La clé de voûte de l'édifice social » fait donc de la médecine. Et quelle médecine !

Il y a peu de temps, m'a conté un docteur de mes amis, je fus consulté par les parents d'un jeune homme sujet à des palpitations, des oppressions, etc. Bref, je constatai une lésion organique du cœur. Mais ayant remarqué des rougeurs sur la région précordiale, j'en demandai la raison ; on me répondit qu'elles provenaient de l'application d'un emplâtre qui avait été conseillé et vendu par l'ancien bourreau du département.

Cet estimable confrère, ayant jugé que la maladie était le résultat d'un effort, avait manipulé et fait craquer fortement l'appendice xyphoïde — ce qui avait, assurait-il, remis l'os en sa place ; — puis, pour compléter la cure, il avait appliqué son onguent.

La consultation fut donnée pour rien, mais l'emplâtre coûta vingt francs.

*
* *

A Bordeaux, l'exécuteur était le médecin, breveté de par l'usage, de tous les matelots en rupture de bord, une façon de ces docteurs ou sous-docteurs éhontés dont on lit le nom et les boniments dans tous les *bueu retiro* de Paris.

Celui de Lyon avait la spécialité du traitement de la goutte sciatique. Le moyen qu'il employait, préconisé par Trousseau, est connu de tous les médecins : c'est l'application d'un emplâtre de poix de Bourgogne. Mais ledit emplâtre n'est connu à Lyon et à bien des lieues à la ronde que sous la dénomination de *Culotte du bourreau;* et c'est à ce guérisseur — qui prétend connaître, seul, la composition de l'onguent efficace — que s'adressaient les malades atteints de goutte, de lumbago, de pleurodynie...

Mais le plus célèbre entre tous les bourreaux médicastres, c'est, à coup sûr, Victor, de Nîmes.

*
*

Victor — vit-il encore? — est un rebouteur dont la réputation de science et d'habileté n'a plus à s'affirmer.

Un Anglais se présente un jour chez lui. L'insulaire était venu de Londres, confier son cou tordu, enfoncé, à demi perdu dans ses épaules, aux professeurs de l'École de Montpellier. Après un mois de traitement, et sa tête n'ayant point, mais point du tout quitté sa position grotesque, il tourna les talons aux hippocrates de la *moderne Cos* et alla demander sa guérison à Victor, le bourreau.

« Simple torticolis ! dit celui-ci d'un ton amplement doctoral, après avoir examiné le malade ; rien de plus facile à guérir. Mais il faut pour cela que vous vous soumettiez à faire tout ce que je vous ordonnerai. »

L'Anglais consentit.

Le chirurgien et le client passèrent alors du cabinet de consultation dans une salle à côté. Cette salle ne présentait rien de particulier... si ce n'est qu'au milieu pendait une solide corde glissant sur une poulie, et qu'un des bouts de cette corde était terminé par un nœud coulant...

Le bourreau ordonna à l'Anglais de passer sa tête dans ce nœud.

Celui-ci, tout flegmatique qu'il était — ou devait être en sa qualité d'Anglais — hésita, pâlit… un peu… recula…; finalement, il obéit.

Et, le bourreau serra le nœud, tira à lui le bout de la corde resté libre, laquelle il arrêta à un crochet fixé au mur, après avoir hissé le patient à la hauteur de deux mètres. Alors il saisit par les chevilles les jambes d'icelui et se prit à exécuter des exercices de gymnastique à rendre jaloux feu Léotard.

Au bout de cinq minutes, le tour était joué : l'Anglais dépendu… et guéri — à ce que rapporte l'histoire.

*
* *

On m'affirme que quelques bourreaux avaient fini par prendre au sérieux leurs fonctions médicales et s'étaient pourvus du titre d'officier de santé. — Ainsi celui de Carcassonne.

Pauvres bourreaux! Et c'est à ce moment qu'on leur a confisqué le couperet, ne leur laissant que la lancette. — De ceux d'autre temps j'aurais dit : une seule corde à leur arc.

*
* *

Mais, puisque je viens d'avoir l'honneur de vous présenter le rebouteur Victor, laissez-moi vous parler, tout à l'aise, de la docte corporation dont il fut un des hauts représentants, une des lumières, mais non le seul digne d'être portraituré.

CHAPITRE IV

LE REBOUTEUR

Une historiette. — Les rebouteurs disciples du divin Vieillard, *Olim Coïts, nunc Monspeliensis.* — Les ancêtres du rebouteur. — Son manuel opératoire. — Histoire des Fleurot. — Les maitres de la palestre. — Madame Paular ou la Dame Blanche. — Les Rebouteurs mystiques. — Le prieur de Saint-Quentin. — *Ante super, Ante, etc.* — Brin d'osier! Brin d'osier! — Une mèche de cheveux ou un coup de lancette. — Le « décrochement » de l'estomac.

ON m'a conté — ou j'ai lu quelque part — l'historiette suivante :

Un ancien chirurgien militaire, retiré en son village, y pratiquait la médecine depuis

longues années, et à la satisfaction de tous.
—Il le croyait du moins.

Un jour — et il se mettait à table! — un paysan tout effaré entre chez lui.

— Eh bien! Baptiste, quel malheur...?

— Ah! not' monsieur! not' femme s'est chue et, pour sûrement, sa jambe est désemmanchée.

— Ça se remet, mon pauvre Baptiste; ça se remet... Laisse-moi prendre mon chapeau et je te suis.

Et le bon docteur, oubliant que depuis le matin il court par monts et vallées, et qu'il a grand besoin de nourriture et de repos, se lève en hâte, se disposant à aller voir la blessée...

Baptiste, lui, ne bouge pas; les yeux baissés, et, d'un air embarrassé, fait tourner son chapeau entre ses doigts.

— Eh bien! qu'y a-t-il encore?

— C'est que, m'sieu le docteur...

— Quoi?

— C'est que, je venais.... pour.... je venais.

— Achève donc...

— Je venais vous demander de me prêter votre cheval pour aller quérir le rebouteur.

*
* *

Les Rebouteurs — que l'on nomme aussi : *Rhabilleurs, Mèges, Bailleuls* — font métier de rhabiller et redresser les membres que la nature a fait difformes ou qu'un accident a violentés, luxés, fracturés.

*
* *

Leur façon de faire se trouve tout au long décrite dans les livres hippocratiques, et si se perdait le *De Fracturis et De Articulis* du Divin Vieillard *(Olim Coüs...* etc.), on pourrait en publier une édition nouvelle en l'écrivant sous la dictée d'un mège.

S'agit-il d'une entorse, le rebouteur prend entre ses deux mains vigoureuses le membre violenté et il le masse, le pousse, le tourmente, afin de le faire revenir en sa position naturelle.

Si un malheureux a les vertèbres « luxées en dehors », on le fait coucher sur le ventre, et un homme « robuste » étant monté sur lui repousse les vertèbres avec les talons de ses souliers ferrés.

S'il y a fracture, il suffit de prendre une barre de fer — à peu près pareille à celle dont les tailleurs de pierre se servent en guise de levier — d'insérer cette barre entre les deux bouts de l'os cassé, et puis de la faire jouer jusqu'à ce que les deux bouts de l'os soient ramenés en leur place naturelle...

Et penser que ces méthodes sont employées par d'effrontés charlatans qui n'ont pas même la plus simple notion d'ostéologie !

*
* *

Mais, dit Bichat, en un moment de paradoxale — mais dangereuse — fantaisie : « le génie chirurgical est un don de nature ! »

« Et ce don, ajoutent les rebouteurs, est héréditaire ; il est transmissible de mâle en mâle, » comme la sainteté en Orient.

— Tous ces guérisseurs descendent d'un mège de Charlemagne, ou tout au moins de l'un de ses Pairs.

*
* *

Le rebouteur, après l'emploi du massage ou d'une des machines meurtrières — tripaste, plinthe, etc. — applique sur l'entorse, dont il a fait le plus souvent une luxation, des étoupes imbibées de blancs d'œufs et de térébenthine.

Cette composition est encore un secret qui se transmet de mâle en mâle.

*
* *

Un illustre docteur, dont on voit la statue,
coulée en bronze, sur une des places de
Saint-Jean de Maurienne, M. Fodéré, rapporte que parmi ces charlatans il a rencontré
un homme instruit. — La chose vaut la
peine d'être notée.

« Ayant entendu, dit-il, faire l'éloge d'une
famille connue sous le nom de Valdajos, qui
habite les Vosges, et qui jouit d'une grande
réputation en Alsace et en Lorraine, je résolus
de la connaître.

« Je partis donc, et j'appris à Plombières
qu'ils s'appelaient Fleurot; qu'il n'en restait
plus qu'un des anciens, nommé Jean-Baptiste,
qui habitait Herival, lequel avait des neveux
établis, l'un à la Brosse, commune de Valdajos, et l'autre à la Madeleine, près de
Remiremont. Je me dirigeai vers ces vallées,
et, accompagné de mon fils et du médecin

de Plombières, je me présentai à Herival,
chez Jean-Baptiste Fleurot. Je vis un vieillard vénérable et d'une belle figure, toute
différente de celle des habitants des Vosges,
qui me mit au fait, avec une admirable simplicité, de toute l'histoire de sa famille, et
qui me montra les livres, les ossements et
tous les matériaux de l'art qu'il cultive; il
m'apprit « que cet état de rebouteur était
dans la famille des Fleurot *depuis deux siècles*
(quand je vous le disais!) que le premier de
ses ancêtres dont il avait connaissance, l'avait
acquis d'un nommé Lambert, dont il avait
épousé la fille unique; que l'apprentissage
de cet état consistait à faire jouer les enfants
mâles avec des os humains séparés, pour les
accoutumer à les réunir, et lorsqu'ils en
avaient bien pris l'habitude, on les exerçait
avec le squelette entier et le mannequin;
qu'ils s'étudiaient particulièrement à se passer
de machines, dont l'emploi était trop douloureux; qu'ils apprenaient bien aussi à

traiter les fractures, mais que leur principal objet était les luxations.

« Ce dont ne me parla pas cet homme honnête, d'une modestie rare, et que je savais déjà, ce fut de ses succès nombreux, de son désintéressement et des bienfaits qu'il prodigue aux habitants de ces âpres montagnes, où naturellement les fractures et les luxations doivent être très fréquentes. L'on m'avait entretenu, peu de jours auparavant, d'une cure brillante qu'il avait faite à une dame dont la cuisse était luxée, et qui avait été tourmentée inutilement pendant plusieurs jours par deux médecins tout fraîchement docteurs de la Faculté de Paris. Fleurot, dans un instant, réduisit la luxation. Il ne me parla pas non plus des princes, princesses et autres grands qui avaient eu recours à lui. Je l'ai quitté, persuadé qu'il méritait toute cette confiance. »

*
* *

Galien nous dit que de son temps les rebouteurs étaient très habiles; puis, il nous
raconte que, s'étant luxé la clavicule en
s'exerçant à la lutte, le maître de la palestre
(Et tous les maîtres de palestre étaient rebouteurs), lui fit endurer des douleurs atroces,
sous prétexte de réduire la luxation—qu'il ne
réduisit point du tout.

Fodéré fait comme Galien. Après avoir,
par ses éloges, presque légitimé l'usurpation
des rebouteurs, il confesse très naïvement
que sa fille aînée — celle qu'il aimait tant,
la compagne de ses travaux, son bâton de
vieillesse, son Antigone, quand il fut devenu
aveugle — s'étant foulé le pied, pendant son
absence, elle fut apportée chez un rebouteur
qui l'aurait infailliblement estropiée s'il n'était
survenu à temps.

*
* *

Vous venez de lire la légende des Fleurot, voici l'histoire d'un rebouteur non moins célèbre.

Un casseur de pierres, exerçant son dur métier sur le chemin qui conduit de Châtillon à Fontenay, s'étant foulé la main, il se rendit à la maison la plus proche, où la maîtresse du logis le pansa avec une compresse imbibée d'eau salée. Le lendemain, de retour à son travail quotidien, le casseur de pierres rentra dans la maison hospitalière, et le pansement de la veille fut renouvelé. Le blessé revint une troisième fois, puis une quatrième. Enfin, guéri et reconnaissant, il raconta à qui voulut l'entendre les soins qu'il avait reçus de la femme Paular et sa guérison prompte, sans souffrance, miraculeuse.

Il n'y avait pas à cette époque de médecin dans le village de Châtillon. — S'il y en avait

eu un, il aurait dû s'incliner devant le confrère qui apparaissait, tout auréolé par sa
cure, et aller chercher fortune ailleurs.

Mme Paular soigna gratuitement ses premiers malades; mais comme faire la charité
c'est faire des ingrats, et que le métier de
Petit Manteau Bleu est, en définitive, un
métier de dupe, bientôt elle accepta, puis
exigea une rétribution dont le taux s'accrut
avec la renommée de l'opérateur, et si bien
que, dans les derniers temps de sa vie, la
femme Paular mettait, *bon an mal an*, TRENTE
MILLE francs en sa caisse.

Il est vrai que loin était le temps où avait
été soigné le casseur de pierres! On ne pansait plus sur le pas de la porte, mais dans un
cabinet; la compresse imbibée d'eau salée
avait été remplacée par un emplâtre « dont
la composition était connue de la seule guérisseuse »; la bonne femme, usant des remèdes de *bonne femme*, était devenue le premier rebouteur de la contrée, à plusieurs

lieues à la ronde; Mme Paular enfin se nommait maintenant la Dame Blanche.

— La Dame Blanche! D'où lui était venu ce surnom légendaire? Personne n'a pu me le dire.

Mme Paular est morte, il y a une trentaine d'années, laissant après elle une fortune très honnête (?), et quinze enfants, dont l'aîné, d'abord jardinier, puis marchand de vins, est aujourd'hui rebouteur — rebouteur exerçant, non loin du nid où est né cet oiseau pillard, un splendide hôtel, une magnifique villa.

****

Tous les rebouteurs n'appartiennent pas à une même école.

Les uns, prenant pour devise ces mots du bourreau de Nîmes : *Rien ne nous résiste,* emploient le massage et se servent de machines au moyen desquelles — rien ne leur résiste, en effet.

Les autres, empruntant à je ne sais quel dentiste un consolant aphorisme qui a eu son heure de célébrité : *N'opérez pas, guérissez*, rejettent dédaigneusement de leur pratique le tripaste et la plinthe, et n'usent pas même de la compresse imbibée de blancs d'œufs et de térébenthine.

Quelques passes suffisent à ceux-ci pour réduire une luxation, quelques paroles magiques pour guérir une fracture. Tel le zouave Jacob qui, pour la quatrième fois — non la dernière — vient de se faire condamner à quelques jours de *carcere duro* et quelques centaines de francs d'amende.

****

Si les premiers peuvent revendiquer Hippocrate pour ancêtre, les seconds ont pour eux le divin Platon, Caton, le grave, et Serennus Sammonicus, et Apulée, et Alexandre de Tralles, etc., etc.

Voyons-les dans l'exercice de leurs fonctions :

*
* *

« Un certain prieur de Saint-Quentin, sous ombre de charité, se mêlait, rapporte Th. Sonnet, de remettre les fractures, luxations, dislocations des os, ce qu'il pratiquait d'une façon qui ne sentait rien moins que charme et magie. Car en tenant seulement en sa main la ceinture, jarretière ou chemise de patient (encore qu'il fût éloigné de lui d'un bout de salle à l'autre), en prononçant certains mots, en élevant la voix à grands cris, tout soudain les os se remettaient en leur place et le malade était guéri. »

*
* *

Tous ne sont pas aussi habiles.
Le rebouteur mystique, lorsqu'un client se

présente chez lui, examine le membre lésé
pour lequel on vient faire appel à sa science;
il l'examine des yeux; des yeux seulement, et, après avoir mûrement réfléchi,
il le prend entre ses mains, — non pas bru-
talement comme les rebouteurs de l'école
hippocratique — mais avec ménagement,
avec délicatesse.

S'il juge qu'il y a simple entorse, il fait
trois signes de croix sur le membre malade,
en se servant du membre opposé, et bre-
douille quelques paroles pendant l'opération.

S'il y a luxation, trois signes de croix ne
suffisent pas, il faut aller jusqu'à neuf, et
durant chacun de ces signes, l'opérateur
prononce un des mots de la formule suivante :

Ante, Super, Ante, Super, Ante, etc.

Enfin, s'il s'agit d'une fracture, le guérisseur, quand il a prononcé l'*Ante, Super* et
fait les neuf signes de croix, applique sur le

mal une pièce de monnaie dûment « en-
chantée » par lui.

*
* *

Autre méthode :

Le rebouteur, en présence d'une jambe
cassée, fracturée, prend un brin d'osier, —
Non d'osier rouge, blanc ou bleu, non
d'osier franc ni d'osier bâtard, mais d'osier
Saint-Antoine, seul efficace ; — il le fend à
demi dans sa longueur ; puis, tandis que les
deux moitiés disjointes, lentement, se rejoi-
gnent, il marmotte quelques paroles magiques... Et, comme les deux fractions de la
branche d'osier, les deux fractions de la
jambe reprennent leur position normale.

*
* *

— On peut au besoin, d'après le médecin
Laignau, se servir d'une baguette de coudre.

Il faut la couper d'un seul coup, lorsque le soleil entre dans le signe du bélier; puis, en sceller les deux bouts avec de la cire d'Espagne, de peur que la vertu curative ne s'en échappe.

Il suffit de promener cette baguette sur un bras cassé pour le remettre.

*
* *

Les Rebouteurs — ceux qui appartiennent à l'Ecole inoffensive des mystiques — ont aussi la spécialité des affections de la luette et d'une autre encore : le « *décrochement* » de l'estomac.

La luette — tout le monde le sait — est sujette à un gonflement désigné sous le nom de prolongement ou chute, et que le médecin combat par l'excision, la ligature, la cautérisation.

Le rebouteur, lui, use d'un moyen plus simple : il lui suffit d'arracher au sommet de

la tête du malade treize cheveux, ou vingt-
six ou cinquante-deux, suivant la gravité du
cas, et de murmurer, tandis qu'il opère,
quelques paroles... dont je n'ai pas la clé.

**

L'affection que, de par la Faculté, on
nomme *Volvulus*, et qui est vulgairement
connue sous le nom de colique de *miserere* est
due, d'après le rebouteur au « décrochement »
de l'estomac.

Et pour remédier à ce décrochement, il
suffit au mirifique guérisseur de mettre le
doigt sur le ventre du patient et de prononcer ces mots :

*« Colique, passion ou maladie, qui es entre le
cœur et le foie, entre les reins et les poumons,
je l'arrête au nom du Père †, du Fils † et du
Saint-Esprit †.*

Le malade doit ensuite, de concert avec

son guérisseur, réciter trois *Pater* et trois *Ave*.

Lorsque le volvulus, je me trompe, lorsque le décrochement de l'estomac est accompagné de vomissements, et quand n'a pas réussi la première formule, il prononce la suivante, dont le succès est infaillible.

Consommatum † resurexit † Betu † Barroch †.

* * *

...Mais, à propos de médecine mystique, de médecine occulte, que pratiquent — sous des formes si diverses — un si grand nombre de guérisseurs, ouvrons un autre chapitre.

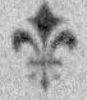

CHAPITRE V

LA MÉDECINE MYSTIQUE

La Démonolatrie. — Le merveilleux dans l'Antiquité et au Moyen âge. — Le sceptique dix-huitième siècle brûle les grimoires et les manches de balai. — Les sorciers d'aujourd'hui. — Une sœur de *la Fée aux miettes*. — Les Gitani. — Une légende. — Astrologie; Chiromancie, Alomancie, Astragalomancie, etc. — Enchantements et Amulettes.

L'IMAGINATION — cette folle du logis — est attirée par l'inconnu ; elle aime s'égarer à travers le merveilleux ; et les plus grands génies, les esprits les plus droits, même les plus sceptiques, abdiquent, comme les plus pauvres d'intelligence, devant tout ce qui semble tenir du prodige.

—Pascal avait foi dans la vertu des amulettes; Napoléon consultait les tireuses de cartes; Pompée et César, — c'est dans le tas que je prends et sans souci d'ordre chronologique; —Charles V, que notre histoire appelle « le Sage, » ne sais pourquoi; Charlemagne et Louis XI, Henri IV et Catherine de Médicis, Richelieu et Mazarin consultaient les astrologues.

* *

La médecine, étant de toutes les sciences, la moins positive, la moins exacte, le merveilleux devait fatalement y jouer un rôle.

Ayant cru que les maladies étaient produites par des génies malfaisants, il était tout naturel, en effet, de s'imaginer qu'on pouvait prévenir ces maladies par des amulettes, ou par des enchantements les guérir.

L'origine de cette croyance, elle est dans

le dogme, païen d'abord, puis catholique, de la « Démonolatrie ».

Pythagore, au dire de Diogène Laërce, aussi bien que Platon, croyait aux mauvais génies.

C'est par des charmes qu'Ulysse étanche le sang de sa blessure (Odyssée, 1, XIX, v. 455) ; et c'est par des enchantements que d'après Théophraste — non Renaudot — on guérit la sciatique. Caton, Caton le grave, réduisait les luxations de la jambe à l'aide de certaine formule — non parvenue jusqu'à nous — et Marc Varron prétend qu'on éloigne la goutte en répétant neuf fois ces mots :

Terra pestem teneo salva mente hic in meis pedibus.

Tacite, Ammien Marcelin, Suétone, sans compter Virgile, Ovide, Apulée et bien d'autres, croient aux sorciers et décrivent leurs opérations sublunaires.

Le Christ — c'est avec respect que j'écris ici le nom du sublime thaumaturge — non

seulement délivra les possédés, mais aussi
donna à ses disciples le pouvoir de les dé-
posséder en son nom. — Ah! le bon
billet!

Un gros volume — il a été écrit en partie
par Pline *le Naturaliste* — ne suffirait pas à
énumérer toutes les pratiques superstitieuses
des médicastres de l'Antiquité. Ce volume
ne serait peut-être pas sans un certain intérêt
de curiosité.

C'est un volume aussi, et non moins
gros, que demanderait l'histoire de la médecine occulte au moyen âge.

*
* *

A l'âge d'or de la scolastique, tout le
monde semble avoir l'esprit un peu troublé,
être possédé d'une foi entière en l'existence
d'une cohorte d'êtres dont toute occupation ou
récréation consisterait à nous importuner,
tourmenter. Tout le monde croit aux ensor-

cellements d'une part et aux exorcismes de l'autre. Le culte de Dieu a été remplacé par celui de la vieille Hécate.

On brûle les sorciers, on les brûle par milliers.

Mais on a recours à leur prétendue science.

— Charles VI devient fou : sa folie est attribuée à un sortilège; vite on appelle un sorcier pour le guérir.

Le sorcier n'ayant pas guéri le roi, on pend le sorcier. — Puis... on appelle deux sorciers — ermites de saint Augustin. — Pas plus heureux que ne l'avaient été leurs confrères, les pauvres diables sont conduits en grève, fouettés, décapités, coupés en morceaux. — En vérité, on aurait pu oublier la dernière partie du programme de la joyeuse fête.

Saint Thomas d'Aquin, saint Augustin, Albert dit le Grand, Raymond Lulle — j'en passe, et de non moins bien cotés dans l'histoire des progrès de la pensée humaine — parlent de magie comme de la chose la plus sensée du monde.

*
* *

Un peu plus tard, Paracelse, le plus grand médecin dont s'honore... la Suisse, écrit : « Les grandes et grièves maladies ne se « peuvent guérir par les décoctions impures « des apothicaires... (l'impertinent !) C'est « le ciel qui, par son mouvement et essieu, « adresse le remède, et il est nécessaire que « ledit remède soit réduit en substance tel- « lement aérée qu'il puisse être régi et « adressé par Mars si le fiel est malade, par « le Soleil si c'est le cœur ; par la Lune si « c'est le cerveau ; par Saturne si c'est la « rate ; par Vénus si ce sont les reins ; par « Jupiter si c'est le foie. »

En vérité, c'est à devenir fou soi-même.

Marie de Médicis va consulter les astres

du haut de son observatoire de la halle aux blés.

Catherine de Médicis fait frapper une médaille où elle est représentée toute nue, — *Proh pudor !* — entre les constellations d'Aries et de Taurus, le nom d'Ébullé Asmodée sur sa tête, ayant un dard dans une main, un cœur dans l'autre ; pour exergue le nom d'Oxiel.

Et Montaigne, pour qui le doute était « un si bon oreiller », Montaigne le sceptique affirme avoir guéri, avec un anneau constellé, un paysan auquel on avait noué l'aiguillette !

* *

Le XVIIIe siècle nous avait un peu délivrés de tous les malins esprits : il avait fait un feu de joie avec les grimoires et les manches de balai.

Mais, tandis que l'on croyait rompues nos relations avec le Diable, un de ses cousins

— tout à fait *germain* — Mesmer, apparaît avec le magnétisme. Et le magnétisme traîne à sa queue le somnambulisme, l'hypnotisme, le spiritisme, le nervosisme...

Et nous voilà rejetés dans le merveilleux.

* *

Aujourd'hui, toutefois, il n'y a plus de Guy Mannering ni de Véronique; il n'y a plus de striges nocturnes ni de lamies dévorant les enfants. La sorcière n'habite plus un laboratoire où, en entrant,

> Satan, bien qu'il soit hérétique,
> D'épouvante glacé, comme un bon catholique,
> Ferait le signe de la croix.
>
> (T. Gautier.)

Elle n'emploie plus de fumigations mystérieuses aux vapeurs âcres, aux dessins fantastiques; on ne la voit plus, à la lueur d'une lumière blafarde, délayant quelque chose de rouge — rouge comme du sang — avec un fémur ou un tibia; sa voix n'est plus rauque et son regard phosphorescent; elle n'est plus trop hideuse, enfin, en dépit de son menton qui s'est conservé en galoche, de ses doigts toujours un peu crochus; malgré ses lunettes, son grimoire, ses cartes crasseuses et son matou noir.

Elle a acquis, sinon droit de bourgeoisie, au moins droit d'indulgence.

Elle n'a plus à supporter que les espiègleries des enfants et les méchancetés des imbéciles. La potence ou le bûcher ne viennent plus troubler ses rêves — si elle rêve.

Par contre, elle a beaucoup perdu de son prestige et, partant, de son crédit.

*
* *

Je connais une sorcière, petite vieille bien amusante avec son esprit tout entiché de magie — elle est de celles qui croient que *c'est arrivé*. — Elle loge en un réduit pauvre, mais propret comme elle est proprette elle-même et pas trop plein de mystère, je vous assure, où elle vit d'une vraie vie d'anachorète. Ce n'est point une sorcière, vous voyez bien, c'est une fée, bien plutôt, une sœur de la *Fée aux miettes*.

— Un jour elle trouva une bourse, une bourse toute pleine d'or, une fortune; elle la rapporta bien vite à qui l'avait perdue. — Et pour une sorcière ! —

Cependant, que de malices ne lui fait-on pas ! que de méchancetés n'a-t-elle pas à endurer !

Encore, si on se contentait de suspendre à la porte de son logis « des débris de fer à cheval », afin que s'épuisent sur eux les effets de son mauvais œil ! Si on se bornait à cacher le balai sur lequel elle monte à califourchon quand, « à l'heure où l'airain sonne douze fois », elle se rend au sabbat !

Mais les enfants mutins lui dérobent son chat, son seul, son fidèle compagnon; mais les vieilles — et méchantes — dévotes éparpillent des épingles sur sa chaise « afin que l'effusion de quelques gouttes de son sang rompe le charme diabolique » qu'on lui attribue.

Pauvre vieille!

*   *
*

Il est d'autres guérisseurs « démoniaques » devant lesquels passent en tremblant et se signent ces méchantes bigotes et fuient ces enfants mutins.

Ce sont ceux qui appartiennent à cette race insoucieuse dont on voit se projeter l'ombre sur le sol de tous les pays du monde, les Bohémiens, que, suivant les pays, on nomme encore Gypsy, Gitani, Zingari, Égyptiens.

— Ce dernier nom consacre une erreur, et

sur les bords du Nil, ils sont étrangers comme ailleurs.

Sont-ils les fils déshérités de plusieurs races maudites? Sont-ils les Tchinganes qui ont fui devant le glaive de Tamerlan? ou bien ces pénitents revenus de la Terre-Sainte et que la légende catholique nous dit être condamnés à courir le monde sans jamais se reposer?

Tour à tour la France et l'Espagne les ont bannis, l'Angleterre les a chassés et ils se sont exilés sans regrets. Passant partout, ne s'arrêtant nulle part, ils n'ont ni patrie à désirer, ni demeure à pleurer. Ils vivent entre eux comme des êtres de même espèce, en troupeaux plutôt qu'en société, n'ayant d'autres liens que celui du langage, de l'instinct de la famille que ce qu'en a l'oiseau.

Cette vie mystérieuse leur donne un certain prestige qui les fait redouter, mais rechercher aussi comme diseurs de bonne aventure et guérisseurs.

*
* *

Il est, aux environs de Bordeaux, un sorcier — sorcier d'autre farine — dont la demeure est le but d'un incessant pèlerinage. Et ce n'est pas le paysan seul qui va le consulter; les équipages se succèdent, pressés, devant sa porte.

J'avais si souvent entendu parler de cet empirique, qu'un jour, dans une de mes promenades, passant non loin de sa demeure, j'allai le voir. Je restai un assez long temps avec lui, l'écoutant me raconter sa vie et me dénombrer ses guérisons merveilleuses.

Quand je lui demandai comment de bûcheron — car bûcheron il avait été — il était devenu « médecin », voici ce qu'il me raconta avec la plus naïve impudence :

« Un soir, j'étais assis au coin de mon âtre, me reposant d'une rude journée de travail. Le temps était affreux : le vent soufflait avec force; la pluie tombait mêlée de grêle... Une tempête à renverser ma hutte.

« Au milieu des sifflements de la rafale j'entendis soudainement frapper à ma porte, et je courus l'ouvrir. Un vieillard entra. — Ses vêtements, des haillons, ruisselaient de pluie; il était courbé par la fatigue, mais toute sa personne était empreinte d'une douce majesté.

« Surpris par l'orage, il venait me demander un abri.

« Je jetai dans l'âtre quelques brindilles de chêne, et il réchauffa ses membres engourdis; je lui donnai une écuelle et il partagea mon repas; puis nous dormîmes sur la même litière.

« Au matin, mon hôte me dit : Je n'ai ni or ni argent à te donner, mais voici un livre qui te procurera plus de satisfactions que ne pourraient t'en donner les richesses de ce monde.

— Mais, dis-je, que ferai-je de ce livre ? je ne sais pas lire.

— Ouvre-le, me répondit-il, et lis.

Je l'ouvris et... je lus.

Quand je relevai la tête, le Bon Dieu avait disparu.

***

Or en ce livre, en ce grimoire indéchiffrable à tous les Champollions de l'École des Chartes, et qui a une si belle légende, notre empirique trouve des recettes à tous les maux.

***

Les sorciers ont bien des procédés — plus ingénieux les uns que les autres — pour arriver à diagnostiquer infailliblement une maladie.

Par l'astrologie ils sont tout de suite renseignés sur le tempérament des malades.

Ainsi :

Les enfants qui naissent en janvier, sous la constellation du *Verseau*, sont destinés à rester faibles et délicats, tandis que seront grands et forts ceux qui viennent au monde en février, sous la constellation des *Poissons*.

Le *Bélier* a-t-il correspondu à votre venue ci-bas ? vous abuserez des plaisirs de l'amour, et la consomption sera la conséquence de cet abus ; si c'est le *Taureau* qui a présidé à votre naissance, il n'y a point d'inconvénient à ce que vous ayez un sérail.

Malheur sur vous si vous êtes arrivé en mai, les *Gémeaux* vous condamnent à une maladie du cœur.

L'*Écrevisse*, elle, vous conseille de vous mettre en garde contre une constitution sanguine ; la *Vierge* ne vous permet de vivre que quarante années.

— Tout cela — et bien d'autres choses — se trouve écrit dans le *Miroir physiologique des Tempéraments*.

*
* *

Les sorciers ont aussi recours à la Chiromancie.

Cette « science » — qui n'est point tout à
fait mensongère, enseigne à reconnaître l'affection et les passions — ou qualités — d'une
personne, d'après sa main.

La présence des poils est l'indice de la
orce, et de... certaine faiblesse; la couleur
de ces poils indique une constitution lym-
phatique ou musculaire, un tempérament
bilieux ou sanguin.

Le pouls exprime l'énergie du cœur; et son
degré de fréquence donne la mesure de la
santé.

Une grande maigreur dénote des poumons engorgés.

Le goutteux a les doigts noueux; les
ongles d'une personne atteinte d'anévrisme
sont violacés; ceux du phtisique renflés à leur
extrémité.

***

Le dessin, plus ou moins bizarre, que forme, au fond d'un vase, le marc de café; la cire fondue et projetée dans l'eau froide; le jeu d'osselets sur lesquels sont écrits des caractères cabalistiques; les cartes; le sel; la farine; la fumée que laissent échapper certaines drogues, servent encore au sorcier de moyens sûrement révélateurs.

***

Et, lorsque par l'une de ces mystérieuses cérémonies, l'affection est dûment reconnue, la guérison est prochaine, car pour chacune d'elles il est des enchantements devant lesquels le plus malin démon s'empresse de fuir. Ainsi :

Pour guérir les brûlures, il suffit de dire :

Feu de Dieu perds ta chaleur † Esænareth †.

Pour guérir un ulcère :

Prenez une compresse que vous couperez et mettrez en croix, et récitez trois fois les paroles suivantes : Dieu est mort †, Dieu est ressuscité †, Dieu est incarné †, Dieu a commandé que les plaies se ferment † In nomine Patri † et Filii † et Spiritu Sancti † Amen. Prenez la compresse dans la bouche et appliquez-la sur l'ulcère.

Contre les douleurs de dents, écrivez :

Strugiles falusque, lecutate, te decutissem dolorum persona.

Pour le mal des yeux, dites :

Guérissez, Vierge, guérissez l'œil de (on dit le nom). *Faites le signe de la croix et prononcez trois fois les paroles suivantes : In nomine jexe echet sanguit ab hæc formulo vel hæç formulo, vel hæc formulæ.*

Pour l'épilepsie :

Soufflez en l'oreille droite du malade et dites : Fora consumatio est ramus †, malin †, nite †

*confedo † salnero †, il se lèvera aussitôt, et, pour
le guérir radicalement, enfoncez trois clous au
lieu de sa chute, en prononçant les paroles suivantes : Valeam da Zaræc †, atita †, alleluia †.*

Contre la fièvre, usez de la formule suivante :

*† Jésus passant par le milieu d'eux s'en allait†,
or vous ne briserez point d'os d'ycelui † de
l'acte de la Sainte et Vierge Marie.*

Sur une plaie quelconque, il suffit d'appliquer un parchemin où se lit cette prière :

*Dieu saint †, fort † et immortel et miséricor-
dieux, mon Sauveur, ne permettez pas que nous
soyons exposés à une mort † fâcheuse et cruelle ;
souvenez-vous de cette société qui vous appartient
de toute éternité.*

Le mot *Abracadabra* éloigne, plus sûrement
encore que la formule plus haut citée,
toute espèce de fièvre ; il doit être écrit sur
un papier carré et de façon à former un
triangle, de manière à ce qu'il puisse être lu

en entier, quelle que soit la ligne que l'on parcourt.

ABRACADABRA

ABRACABABR

ABRACADAB

ABRACADA

ABRACAD

ABRACA

ABRAC

ABRA

ABR

AB

A

Plié de manière à cacher l'écriture, on suspend au cou et par un ruban de lin ledit papier. Quand on l'a porté neuf jours, on se rend, avant le lever du soleil, sur les bords d'une rivière dans laquelle on le jette en le faisant passer par-dessus l'épaule.

— Et dire que Wendelin, Scaliger, Saumaise.., n'ont pas craint de perdre leur temps à chercher la signification de ce mot !

On guérit les morsures des chiens en disant :

Hac, pac, max,

*

Je finis. — Et cette nomenclature serait longue si je voulais la donner complète ; mais il faut s'arrêter sur la limite de l'ennui ; je finis par le plus miraculeux des enchantements :

« Êtes-vous piqué par un scorpion ? allez le dire tout discrètement à l'oreille d'un âne, et la piqûre passera de votre peau sur celle de votre confident. »

*

Les Guérisseurs n'ont pas seulement des enchantements pour guérir les maladies : ils ont encore des amulettes pour les prévenir. Ainsi :

Une araignée incarcérée dans une coquille de noix, et posée sur le cœur, préserve de toutes les maladies contagieuses.

On n'a rien à craindre de la peste si l'on porte, appendu au cou, le mot *Ananizapta;* et du mal caduc si l'on garde sur la poitrine les noms des trois rois mages : Gaspar, Melchior, Balthazar. — Vous pourriez, en vérité, ne pas connaître ces noms.

— Plusieurs rituels, entre autres celui de Chartres, de l'an 1500, témoignent du crédit qu'a eu cette recette.

On est à l'abri de toute blessure causée par les armes à feu, si l'on garde sur soi, écrit sur du parchemin vierge, les mots : *Ibel, Habol, Chabol, Nabel, Rebel* (Renvoyé au ministre de la Guerre).

Ce sont encore, contre diverses maladies : les yeux de grenouilles, arrachés « avant que

Phœbus ait épandu ses rayons », les dents de serpent, les ongles d'élan.

Chaque pierre précieuse possède également une vertu curative particulière.

**

Mais n'est-il pas plus simple de se munir du talisman qui préserve à la fois de toutes les maladies et de toutes les blessures, de porter, par exemple, un anneau fait avec des pièces d'argent recueillies comme aumône?

**

En voilà bien assez, n'est-ce pas?

Si quelque curieux désire en savoir davantage; si, comme le *Lucius* d'Apulée, il veut pénétrer jusqu'au fond les mystères de la magie médicinale, les bouquins ne lui manqueront pas; depuis le *Traité sur les sceaux des pierreries*, du plus sage des hommes, —

c'est du sage aux neuf cents femmes et aux
trois cents concubines, sans compter la reine
de Saba, une « passade » ajoutée à bien d'autres, que je parle — jusqu'aux *Curiosités
inouyes*, de Gaffarel, il en a été écrit de fort
gros et de fort savants sur la matière.

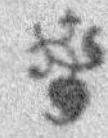

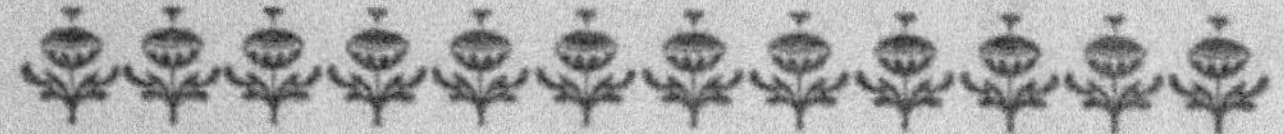

CHAPITRE VI

ENCORE LA MÉDECINE MYSTIQUE

Du pouvoir des statues dans les choses de la
Médecine. — Les Empereurs et les Rois coiffent
le bonnet de docteur. — Histoire du beau
Léonicet. — Une entrevue entre Martorillo, le
Calabrais, et le roi Louis XI. — Kyrielle de
saints, guérisseurs. — La Musique et la Médecine. — Très savante dissertation de M. Burette
sur ce sujet. — La Tarentule, le Tarentisme et,
à propos d'iceux, profonde réflexion de Caméra-
rius. — Encore une recette pour guérir de la
fièvre.

L A médecine mystique fournit un chapitre si fécond qu'on serait longtemps
avant d'en écrire le dernier chapitre, et si

curieux, qu'ayant pris la plume pour en indiquer les singularités, j'ai regret de la quitter.

Laissez-moi donc ajouter quelques pages aux pages qui précèdent et crayonner la silhouette de certains guérisseurs mystiques assez étranges :

*
**

Dans les temples dédiés à Esculape — sachez-moi gré de ne pas remonter au déluge — allaient tous les soirs veiller quelques croyants en passe de maladie. Durant la nuit, la statue du dieu sus-dénommé s'animait et donnait à chacun une consultation « gratuite. »

La statue du Scythe Toxaris (à Athènes) guérissait les fièvreux par son seul contact.

*
**

A Rome il n'était pas de statue qui par

quelque prodige — des larmes coulant de ses yeux de bronze; du sang suintant de tous ses pores de marbre; par la parole même — comme la Junon de Veïes — n'eût manifesté la puissance du dieu ou de la déesse dont elle offrait l'image, et à laquelle le peuple n'allât demander la guérison de quelque infirmité. — Nous le verrons tout à l'heure.

*
* *

Passons aux rois et aux empereurs qui — par je ne sais quel privilège dans l'Antiquité — de par « l'onction sacrée » au Moyen âge... et de nos jours — ont acquis le don de guérir.

Pyrrhus, en touchant avec le pouce de son pied droit une personne ayant la rate opilée, la désopilait incontinent. J'ai toujours cru à ce prodige.

Vespasien enrayait toute fièvre, Adrien

rendait la vue aux aveugles; Aurélien, lui, ressuscitait les morts.

Croyez bien que je me borne à n'énoncer que des faits consignés par l'histoire.

Les rois d'Angleterre de la race des Plantagenets guérissaient de l'épilepsie, les rois de Hongrie de la jaunisse.

Grégoire de Tours rapporte qu'un jeune homme fut délivré de la fièvre quarte après avoir avalé des franges du manteau de Gonthran — ce bon roi, ce saint auquel on ne reproche que deux ou trois meurtres.

*
* *

Mais le plus beau privilège des rois de France — avec celui de faire grâce. — était de guérir les écrouelles.

L'origine de ce privilège mérite d'être rapportée. (Honni soit qui mal en commente) :

Clovis avait à son service un petit page du nom de Léon.

Léon, que le roi des Francs appelait Léonicet dans l'intimité, était charmant ; même
il eût été beau si certaine tumeur scrofuleuse
ne l'eût défiguré un peu — beaucoup même,
à ce que disent les Chroniques.

Et c'était un grand chagrin pour Clovis
qui aimait beaucoup Léonicet.

Or, certaine nuit, durant laquelle il était,
paraît-il, plus douloureusement que de coutume, préoccupé de l'infirmité de son favori.
le premier roi très chrétien vit apparaître un
ange.

Et cet ange lui dit :

Pour guérir ton page préféré, il te suffit de
toucher son col de tes mains royales et saintes
et de dire : « Je te touche, Dieu te guarit. »

Et Clovis fit ce que lui ordonnait l'ange,
et Léonicet devint aussi beau qu'il était
aimable.

C'est du moins ce que raconte Thomas
d'Aquin, plus crédule que son homonyme,
Thomas l'apôtre.

*
* *

Depuis, en héritant du sceptre de Clovis
les rois de France ont hérité le don de
guérir les écrouelles.

*
* *

Cependant il arriva, à ce que rapporte
Voltaire, une chose assez désagréable à
Louis XI et du même coup à Martorillo, le
Calabrais, — qu'en sacristie on nomme
saint François de Paule. — Le roi ayant
mandé le dit Martorillo à Plessis-les-Tours
pour le guérir des suites d'une apoplexie,
le Saint arriva — avec les écrouelles.

Or, le Saint ne guérit point le roi, et le
roi ne guérit point le Saint.

— Mais Voltaire, si sa longue vie se fût
prolongée encore de quarante-six années,
aurait pu voir Charles X opérant le miracle
dont il se moque, en son irrévérence.

*
* *

Ce ne sont pas seulement les rois de France qui ont le pouvoir de faire disparaître ces disgracieuses tumeurs. Ce pouvoir appartient un peu aux rois d'Angleterre ; un peu aussi à l'aîné de la maison d'Aumont, en Gévaudan, un peu à certain saint du nom de Marcoul.

— Ce dernier, de là-haut, dans le lieu d'élection où sa vie benoîte l'a placé, possède ce privilège, et guérit tout écrouelleux qui l'invoque en une prière bien sentie.

*
* *

La plupart des saints sont, au reste, docteurs ès quelque maladie.

On s'adresse :

A saint Loup, pour la rage.

A saint Cloud, pour les furoncles.

A saint Paterne, pour la stérilité.

A saint Faron, pour les hémorroïdes.

A saint Boniface, pour acquérir l'embonpoint, etc.

A saint Adalbert, pour se préserver des maléfices de sa belle-mère, etc.

Vous trouverez la nomenclature complète, pour peu que votre curiosité s'en inquiète, — dans le bouquin intitulé : LE MÉDECIN DES PAUVRES, ou *Recueil de prières ou oraisons précieuses contre le mal de dents, les coupures, les rhumatismes, la teigne, la colique, les brûlures, les mauvais esprits,* etc. (1)

Pour votre édification, je transcris, prises au hasard, quelques-unes des prières que contient ce livre dont les feuilles sont arrosées avec le goupillon :

PRIÈRE POUR ARRÊTER LE MAL DE DENTS

Sainte Apolline, assise sur une pierre de marbre,
Notre-Seigneur passant par là lui dit :
— Apolline, que fais-tu là ?

---

(1) Se vend à Paris, chez Moronval frères, imprimeurs-libraires, rue Galande, n° 15.

— *Je suis ici pour mon chef, pour mon sang et pour mon mal de dents.*

— *Apolline retourne-toi ; si c'est une goutte de sang elle tombera ; si c'est un ver il mourra.*

Cinq Pater *et cinq* Ave Maria *en l'honneur et à l'intention des cinq plaies de N.-S. Jésus-Christ. Le signe de la croix sur la joue, avec le doigt en face du mal que l'on ressent et en très peu de temps vous serez guéri.*

— Il me souvient d'avoir lu quelque part, dans l'histoire de *Don Quichotte de la Manche*, cette prière à sainte Apolline. — Cela ne prouve rien contre son efficacité.

PRIÈRE POUR LA TEIGNE

Paul qui est assis sur la pierre de marbre Notre-Seigneur passant par là lui dit :

— *Paul, que fais-tu là ?*

— *Je suis ici pour guérir le mal de mon chef.*

— *Paul, lève-toi et va trouver sainte Anne, qu'elle te donne telle huile quelconque : tu t'en graisseras à jeun une fois le soir et pendant un an et un jour ; celui qui le fera n'aura ni rogne, ni gale, ni teigne, ni rage.*

Il faut répéter cette oraison sans y manquer tous les matins, à jeun ; et au bout de ce temps vous serez radicalement guéri et exempt de tous ces maux pour la vie.

POUR GUÉRIR PROMPTEMENT DE LA COLIQUE

Mettez le grand doigt de la main droite sur la douleur et dites :

« Marie qui êtes Marie, ou colique passion qui êtes entre mon foie et mon cœur, entre ma rate et mon poumon, arrête au nom du Père, du Fils et du Saint-Esprit. »

Et dites trois Pater *et trois* Ave, *et nommez le nom de la personne en disant : Dieu l'a guéri. Amen !*

**
* **

Mais — je vous le disais tout à l'heure — l'intrusion des madones, des saints, des bienheureux dans les choses de la médecine, n'est pas chose nouvelle ; et les prêtres du paganisme en ont fait avant les nôtres leur petit profit.

Isis et Sérapis étaient les guérisseurs des petits enfants.

Junon Lucine, des femmes dont les couches étaient laborieuses.

Minerve, des sourds — Et Callidius, qui recouvra l'ouïe après avoir invoqué cette déesse, lui consacra des « oreilles d'argent. »

Proserpine avait pitié des maris malheureux — Et C. Vessius, reconnaissant envers elle du retour de l'affection de sa femme Plautille, lui consacra un *ex voto*.

Etc., etc., etc.

« Vos charlataneries éhontées, disait Arnobe aux prêtres des Dieux de l'Olympe, ont fait de votre religion un objet de risée. »

— Mais... si à leur tour, les prêtres de la religion catholique méditaient les paroles d'Arnobe... Il me semble que...

*
* *

Et maintenant — avant de clore ce chapitre — quelques mots sur la *Musique médicinale*.

Oui, vraiment, il y a une Musique médicinale. Et avant de vous moquer, lisez, je vous prie, dans le cinquième volume des *Mémoires de l'Académie des Inscriptions et Belles Lettres*, un travail du savant M. Burette.

« La Musique, dit M. Burette (en s'ap-
« puyant sur des auteurs qui font autorité
« en la matière), n'est point une panacée, et
« nous n'avons pas la prétention de la poser
« comme telle. Mais elle guérit la fièvre, la
« syncope, l'épilepsie, la folie, la surdité, la
« sciatique. »

C'est déjà bien joli, en vérité.

*
* *

Et avant M. Burette ne savait-on pas que la harpe de David calmait les fureurs de Saül, et que le Crétois Taletas avait par la douceur de sa lyre délivré de la peste les Lacédémoniens ?

*
* *

Rappelons encore que, d'après Marien Capelle, le chant délivre de la fièvre et que Asclépiade, — le célèbre Asclépiade, — remédiait à la surdité par le son de la trompette.

Enfin, — j'en passe, entre autres Cœlius Aurélianus, Démocrite, Athénée, enfin, d'après lequel le son de la flûte guérit de la goutte sciatique; ayant soin d'ajouter que l'instrument doit être joué sur le mode phrygien. Aulu-Gelle lui préfère, il est vrai, un mode harmonieux et doux. Mais enfin, les deux docteurs, s'ils ne sont point d'accord sur le *modus faciendi,* s'entendent sur le remède à appliquer.

Et c'est bien quelque chose entre docteurs.

Je devrais peut-être, à propos de musique médicinale, parler un peu de la tarentule. Mais cette méchante bête s'est, paraît-il,

7

singulièrement amendée. Et puis, vous dire
que c'est par le chant et les danses qu'on
obtient la guérison de sa piqûre, serait
répéter chose que tout le monde sait, et
vouloir prouver cette chose, le comble de la
superfétation. — On énonce le fait.

Je ne comprends même pas cette exclama-
tion de Camerarius, après sa dissertation
savante sur le Tarentisme :

« Pourtant faut-il confesser qu'il y a quelque vertu secrète en la musique ! »

Eh ! docte Camerarius, qui donc en a
jamais douté ?

— Ce n'est pas, à coup sûr, le célèbre
médecin Sirenus Sammonicus qui, pour
guérir de la fièvre, ordonnait d'appliquer sur
la tête du fiévreux le quatrième livre de
l'*Iliade* !

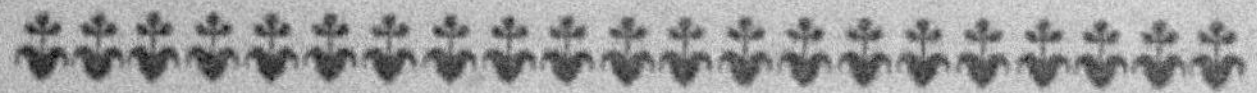

CHAPITRE VII

LES BALIVERNES DU MAGNÉTISME

Mesmer et Puységur. — Les Passes. — La Transplantation. — L'Eau magnétisée. — Cataleptiques et Voyants. — La Somnambule du boulevard Magenta. — Madame Louise L... — Alexis. — La Seconde Vue. — Un Dialogue édifiant et le bout de l'oreille. — Les Blancsseings. — Un dernier Mot.

PARLONS tout à notre aise maintenant d'un autre mode de la médecine mystique, de celui dont Mesmer fut l'Hippocrate, et Puységur le Galien.

Le magnétisme — avec les brindilles qui s'y rattachent : le somnambulisme, l'hypnotisme, etc., — doit-il être mis au rang des sciences *positives*, ou n'est-ce qu'une extravagante rêverie de cerveaux creux, mise à profit par des charlatans ?

En vérité, ce n'est pas à l'auteur de ce si peu ambitieux petit livre de discuter telle propoposition.

Cependant, il peut bien, sans crainte d'encourir un impertinent « *Vade retro!* » constater que, en dépit de l'Académie et des anathèmes de cette douairière, le magnétisme fait tous les jours un pas en avant dans le domaine de la médecine, qu'il est presque accepté comme un nouvel agent thérapeutique, considéré comme une branche nouvelle de la physiologie.

Il peut bien ajouter que, malgré la routinière assemblée, la méthode de Mesmer a force croyants qui la pratiquent... et s'en trouvent bien. — Que de noms sont au bout de ma plume !

*
* *

Ce n'est donc pas de ces savants convaincus
que je me propose de parler, mais de ceux-
là seuls : faux croyants, faux illuminés, es-
crocs pour qui le magnétisme est un... métier, un moyen d'exploiter la bêtise humaine,
« d'escamoter le petit écu » dont parle Gue-
naud.

*
* *

Il y a plusieurs classes de somnambules :
Les uns sont dits *sensitifs;* ce sont ceux
qui assurent ressentir les douleurs qu'éprouve
le malade avec lequel ils sont mis en rapport, et partant, en indiquer le siège exacte-
ment — et cela sans plessimètre, sans stétho-
scope. — Le docteur à gage fait le reste.

D'autres sont appelés *intuitifs :* ceux-ci ne
se ressentent point de cette communication
sympathique, mais il leur suffit de la lucidité

dont ils sont doués pour porter sur la maladie du consultant, et à première vue de son *facies,* un diagnostic certain, et d'indiquer le remède qui convient à cette maladie.

* *

Le magnétiseur opère le plus souvent sur une femme à son service, sujet qu'il métamorphose en *voyante,* à chaque fois que vient la consulter un client.

* *

Quelques-uns exploitent la méthode de la *transplantation,* enseignée par Puységur. — Souvenez-vous de l'orme de Buzancy, de bouffonne mémoire, — méthode par laquelle on fait passer les maladies humaines dans les plantes... « méthode à résultats certains, dit M. Lafontaine — un des grands-prêtres de la petite église mesmérienne — et qui donne la preuve que le fluide nerveux prend son principe dans le fluide universel et a toujours les propriétés vivifiantes qu'il possède avant de passer par notre machine animale (!)... »

Exemple :

« Mademoiselle V... étant tombée malade
« à la suite d'un trop violent accès de ja-
« lousie, fit appeler un magnétiseur, M. G...
« Celui-ci, s'étant rendu auprès de qui l'ap-
« pelait, aperçut à la fenêtre une magnifique
« plante de chanvre ; il s'en approcha et dé-
« gagea sur elle tous les miasmes morbides
« qu'il avait puisés auprès de la malade. Le
« lendemain, nouvelle magnétisation sur la
« jeune fille, dont le mieux était déjà fort
« prononcé ; le chanvre avait pris une teinte
« jaune. Le jour suivant, Mademoiselle V...
« fut tout à fait bien ; ce même jour, le
« chanvre était desséché comme si la lave
« d'un volcan avait passé par là. Le jour
« suivant, la malade était guérie et le
« chanvre mort.

« Mademoiselle V... dit au magnétiseur :

« Tenez, Monsieur, je vais arracher ce
« chanvre; à quoi bon garder une plante
« morte? »

« — Non, de grâce, répondit M. G...,
« laissez-moi faire mon expérience.

« Alors donc le magnétiseur s'approcha du
« triste chanvre dont la tige jaune était in-
« clinée, et dont les feuilles criaient sous les
« doigts comme les feuilles mortes crient en
« décembre sous les pieds qui les froissent.
« Il se prit à magnétiser la plante dessé-
« chée en sens inverse, pour la dégager de
« tous les miasmes pestilentiels dont il l'avait
« saturée, puis il se fit donner un verre
« d'eau qu'il magnétisa aussi pour lui donner
« une vertu bienfaisante, et en arrosa lente-
« ment et complaisamment le chanvre flétri,
« ignorant ce qui pourrait en résulter. Le
« lendemain, les tiges étaient relevées. Le
« troisième jour, toutes les vieilles feuilles
« étaient tombées (et la malade parfaitement

« guérie), la plante était admirable et luxu-
« riante d'une repousse de branches et de
« feuilles pleines de vie et d'ardeur.

« Toute la péripétie d'une agonisante dont
« on enlève le mal pour le transplanter sur
« le chanvre; le pauvre chanvre victime qui
« succombe en trois jours; puis, en trois
« ou quatre autres, le miracle de sa résur-
« rection ! »

Je n'invente rien, et vous pouvez lire le
fait que je viens de rapporter dans le *Journal
du Magnétisme,* page 537 de l'année 1856.

Il suffit à quelques-uns de ces thauma-
turges, magnétiseurs à distance, d'imposer
leurs doigts sur un verre d'eau pour faire
acquérir à celle-ci les propriétés les plus
diverses. Jugent-ils que vous avez besoin
d'une purgation, l'eau magnétisée acquerra
de par cette imposition les propriétés d'un
purgatif. Si vous êtes atteint de dévoie-
ment, cette même eau aura un effet tout
contraire.

*
* *

Quelques autres, pour frapper l'imagination de leurs clients, font semblant de jeter leur sujet dans l'état de catalepsie; ils le transforment en sibylle sur son trépied.

Et c'est au milieu de grimaces, de contorsions que la somnambule, inspirée par les *Esprits* de M. de Mirville, laisse de sa lèvre écumante tomber son arrêt.

D'autres, enfin, jugeant trop fatigantes, sans doute, ces jongleries, se sont, sans plus de façon, proclamés en état de lucidité permanent.

Ici, pas de magnétiseur, pas de sommeil, pas de crise. L'oracle est parfaitement éveillé, parfaitement calme; il lui suffit de promener ses mains gantées de bagues sur le front et la poitrine d'un malade pour reconnaître le siége et la naturre de l'affection dont il souffre.

* * *

Il y a cent variétés de somnambules ; mais si ces effrontés guérisseurs diffèrent entre eux par le plus ou moins d'habileté dans la mise en scène, tous se ressemblent par une égale ignorance et une égale fourberie.

* * *

Le nombre des magnétiseurs, donnant, à Paris seulement, des consultations médicales, s'élève à plus de six cents. Et tous plus lucides les uns que les autres, — si l'on en juge par les promesses de leurs prospectus.

Voici, pris entre mille, deux échantillons de ces boniments :

SOMNAMBULE EXTRA-LUCIDE, SIBYLLE MODERNE, *guérit les maladies rebelles. — Renseignements sur procès, avenir, songes, héritages, mariages, etc., etc. — Consultations verbales et par lettres.*

« Deuxième échantillon. »

MADAME F... SOMNAMBULE HUMANITAIRE, LUCIDE, UNIVERSELLE, *élève et sujet de* M. F..., *le magnétiseur spiritualiste et humanitaire.*

Jésus-Christ était un grand magnétiseur, qui se magnétisait lui-même par la puissance de son esprit d'amour, de vérité et d'harmonie. Saint Jean et Fourier voyaient l'avenir dans leurs extases somnambuliques. L'œil de la somnambule est partout comme l'œil de Dieu : il est partout, il voit tout, entend, sent et comprend tout ce qui regarde le consultant, selon sa sympathie, sa justice dans le bien et son amour pour la vérité.

Et maintenant, voyons à l'œuvre nos miraculeux guérisseurs.

Nous sommes tout au haut d'un boulevard futur, près des anciennes barrières. La nouvelle voie du Paris nouveau n'est pas encore achevée. A droite, à gauche on entend retentir les marteaux de nos édiles. On démolit, démolit, démolit.

Au milieu de décombres de tous genres, vieilles portes, vieux panneaux, vieilles ferrures ; au milieu de plâtras, un grand espace est resté libre.

C'est là — suivant leur coutume de planter leur tente sur les lieux où la circulation des voitures est momentanément interdite, — dans un épais nuage de poussière blanche, que ce sont agglomérés ces bohèmes qui ont pour métier de distraire les désœuvrés.

Rien n'est plus pittoresque que cette place : on y voit des danseurs de corde, pauvres hères dont le maillot pailleté d'or ne peut cacher la maigreur de coucou, et des hercules aux bras nerveux et à bestiale figure ; on y voit des géants et des nains, des escamoteurs et des sauvages de banlieue, des veaux à cinq pattes et des phoques qui disent *papa* et *maman*.

Ici c'est une méchante baraque construite avec quelques planches mal jointes qui sert de lieu d'exhibition — disons : sanctuaire, s'il s'agit d'une somnambule ; — là, c'est le véhicule même du saltimbanque, qui a été converti en théâtre, un de ces longs et larges véhicules, dans lesquels, durant les voyages, sont pressés, comme des passereaux en leur nid, petits et grands, hommes et femmes, toute la troupe comédienne.

Une toile, œuvre d'un réaliste à outrance, ou simplement d'un *impressionniste,* est appendue à l'entrée et représente (?) les merveilles qui sont accomplies en dedans : c'est une pyramide formée par des hommes montés les uns sur les autres; c'est un chien jouant aux cartes ou aux dominos; plus loin c'est la tentation de saint Antoine ou l'odyssée du Christ.

Mais passons, pour aller où notre curiolité est plus particulièrement sollicitée.

* *

Nous voici devant un tableau représentant une jeune femme dont les yeux sont cachés par un bandeau. — Au-dessous on lit :

SOMNAMBULE EXTRA-LUCIDE

Devant l'enseigne engageante, à l'entrée de la misérable baraque, un homme, un petit vieillard tout décrépit, courbé, une longue badine à la main, expose aux passants, — qui l'écoutent peu, — les prodiges du magnétisme, et les engage à se convaincre de ces prodiges en consultant l'extraordinaire, la miraculeuse somnambule... *de passage seulement en la ville de Paris* et que représente le tableau.

Et, ce disant, le pauvre pitre frappe à plusieurs reprises de sa baguette la toile enluminée.

Puis, après une pose, il ajoute : l'oracle ne fait point du métier, mais de la philanthropie ; il est humanitaire. Aussi le prix de ses révélations est-il à la portée de toutes les bourses : quinze cen-

times, trois sous, trois sous seulement —
un sou pour les militaires et les bonnes
d'enfants.

Entrez, entrez, messieurs!

Trois sous! en vérité c'est pour rien;
entrons.

Le pauvre réduit, où pourraient, en se
serrant bien, tenir dix personnes, est formé
de murs de toile grise, grossière, rapiécée en
vingt endroits, et tendue par quatre pieux
fichés en terre. Point de toiture : le sanctuaire de la sibylle est ouvert aux oiseaux du
ciel, à la pluie, au vent et à la poussière de
plâtre que nos édiles semblent prendre un
plaisir extrême à faire neiger sur nous. Quelques chaises dépaillées et boiteuses sont rangées autour d'une estrade encadrée de drape-
ries dont on voit la trame, dont on ne
distingue plus la couleur et que borde une
frange de laiton autrefois doré, maintenant
vert-de-grisé.

Sur cette estrade, est assise dans un fauteuil qui n'a plus d'âge, la somnambule extra-lucide.

C'est une femme jeune, toute jeune encore, et attirante avec ses grands yeux noirs et en dépit, à cause peut-être de la pâleur maladive, de la morbidesse, de ce je ne sais quoi de triste et de souffrant ordinairement empreint sur le visage de cette classe des irrégulières de la vie.

Pauvre jeune fille ! Pauvre enfant ! Qui est-elle ! D'où vient-elle ? A quoi pense-t-elle durant tout ce long jour, attendant le morceau de pain qui doit l'aider à vivre sa vie misérable ? A quoi rêve-t-elle, lorsque, la journée finie, elle repose ses membres amaigris sur un grabat fait de guenilles ? Pauvre enfant !

Le petit vieux — il m'avait suivi — lui banda les yeux, fit sur elle quelques passes, et puis la déclara en état parfait de lucidité.

Et la Voyante, alors, me récita la leçon qu'elle récite à tous, mêlant à des expressions techniques et redondantes des mots qui n'ont de signification dans aucune langue; elle déclara reconnaître en mon état « morbide » des symptômes plus ou moins extra-pathologiques, et, finalement, me conseilla de boire tous les jours une *infusion de lierre terrestre, additionnée d'une pincée de sel de nitre.*

* *

Sur tous les champs de foire, on rencontre plusieurs spécimens de cette variété très inoffensive de somnambules. Elle appartient à la famille vagabonde des guérisseurs en plein vent dont nous avons déjà parlé et qui bientôt nous arrêtera durant un chapitre.

* *

Nous voici maintenant dans l'un des quartiers les plus populeux de Paris; aux environs des Halles, chez Mme Louise L..., célèbre magnétiste qui donne des consultations particulières tous les jours, excepté le mardi, consacré à des séances publiques et gratuites, et le vendredi, à des séances publiques, mais auxquelles on n'assiste qu'au prix de deux francs.

Nous préférons de beaucoup les séances du mardi.

A huit heures, heure indiquée, nous nous dirigions donc, mardi dernier, vers la rue M... et nous frappions au n°... Une bonne nous débarrasse de notre chapeau — et nous entrons dans un salon où s'étale un luxe pauvre.

Entre deux croisées, sur une estrade recouverte d'un tapis, nous remarquons un fauteuil — c'est le trépied de la sibylle. Quelques chaises rangées en face sont déjà occupées par des clients — par des commères; on le devine bien vite en écoutant les maladroites réclames dont elles ont la bouche pleine...

La somnambule paraît...

Ce n'est plus là une de ces natures faibles et nerveuses, comme la pauvre jeune enfant dont je viens d'esquisser le profil douloureusement sympathique et sur lesquelles on peut admettre que le magnétisme ait une certaine action.

Madame L... est une femme d'environ quarante-cinq ans, aux larges épaules, aux joues enluminées, aux lèvres lippues, aux yeux égrillards, aux allures vulgaires. Elle est vêtue d'une robe à grands ramages flamboyants, et si longue, si longue par en bas, qu'elle ne peut être qu'écourtée par en haut; et elle l'est à ce point qu'on s'attend avec effroi à la voir se détacher du corps qu'elle couvre si peu. Elle est en cheveux, coiffée, à la façon d'une fillette, de papillotes qui encadrent comiquement son large visage. De gros morceaux de strass brillent aux deux lobes de ses rouges et longues oreilles, des bagues à tous les doigts de ses mains de harengère, des bracelets à ses bras. Sur sa plantureuse poitrine, elle porte, appendue à une faveur rouge, une médaille d'argent à l'endroit de laquelle personne n'a pu nous renseigner.

La séance s'ouvre :

Un bandeau est posé sur les yeux de Louise L... Les passes commencent... Quelques minutes après, le sujet dort du sommeil magnétique, et, sur l'invitation du magnétiseur — escroc vulgaire devant lequel nous n'avons point à nous arrêter — un consultant s'avance.

Ce consultant, c'est mon ami le docteur X..., un sceptique à l'endroit du magnétisme, qui a eu la fantaisie de venir rire avec moi de l'extra-lucidité de Mme L... — Il s'approche de l'estrade, et ayant présenté à la sibylle une mèche de cheveux, il lui demande, bien sérieusement, avec toute la naïveté dont il peut se grimer, de quelle maladie est atteinte la personne à qui appartiennent les cheveux et par quel remède on doit en amener la guérison.

Louise L... réfléchit; elle cherche; elle hésite; tout à coup, sous l'empire d'une obsession sibyllique, un tremblement nerveux qui va toujours croissant, la saisit... puis elle tombe dans une sorte d'extase... dont elle sort pour crier... hurler... baver.

Ce serait hideux, si ce n'était bête.

Peu à peu, cependant, elle paraît se calmer, reprendre ses esprits. Le délire cesse tout à fait... Alors, mais d'une voix haletante, saccadée, elle dit :

« L'objet que je tiens entre mes mains vient d'une femme... cette femme est encore jeune... cette femme est belle... mais cette femme est atteinte d'hydropisie... »

Elle ne put aller plus loin — et je le regrette. — Par malheur les yeux de mon ami avaient rencontré les miens, et cette rencontre avait soudainement fait éclater le fou rire que depuis un instant nous contenions à grand'peine...

La mèche de cheveux avait été coupée par les propres mains du docteur sur la perruque de son grand-père.

*
* *

Je pourrais vous conduire chez d'autres somnambules médicastres, chez Alexis, par exemple. Là, nous serions reçus par un laquais à brillante livrée, nous marcherions sur de moelleux tapis. Mais les choses s'y passeraient de même façon que chez L. L... Avec cette différence, pourtant, qu'à la porte du temple habité par le demi-dieu, comme à la porte des églises à certains jours de fête, est déposé un plateau dans lequel il est décent de ne laisser tomber qu'un louis au moins.

*
* *

Lorsque, il y a quelques années, l'Académie de médecine proposa un prix de 3,000 francs à la somnambule qui lirait, ayant un bandeau sur les yeux, quelques lignes d'un livre qui lui serait mis entre les mains, plusieurs aspirants accoururent. Un, entre autres, Mlle Émilie, de Bordeaux, « sujet » de M. Hublier.

La lucide Mlle Émilie, quand on lui eut remis le livre dont elle avait à lire les premières lignes, demanda naïvement à être laissée un instant seule.

Pourquoi cette préparation ? Sans être somnambule, on flaira une supercherie. Les juges se cachèrent, épièrent et surprirent le « sujet » de M. Hublier se hâtant, loin des regards, croyait-elle, d'apprendre le passage, que sa lucidité magnétique devait, un instant après, lui faire aisément déchiffrer.

— Tous les somnambules sont de même force.

***

Si vous allez demander une consultation à l'un de ces guérisseurs, vous êtes prié d'attendre un instant dans le salon. Là, un compère, se disant client lui aussi, et attendant « son tour », engage avec vous un bout de causerie, il vous amène à confesser le but de votre visite. S'il apprend que c'est une consultation médicale que vous venez demander, il vous fait cent questions indiscrètes... « Quel mal éprouvez-vous ? Comment et depuis quand vous est-il advenu ? Quels médicaments avez-vous pris ? etc., etc. Et vous, sans défiance, vous répondez à ces questions.

Puis le compère — non, le client — disparaît, « son tour étant venu. »

Enfin, vous êtes introduit chez le somnambule... qui, avec une lucidité parfaite, vous dit, sinon de quelle maladie vous êtes atteint, du moins quelles douleurs vous ressentez, etc.

*
* *

Le guérisseur n'a point même un absolu besoin de compère, et le client se charge lui-même de lui dicter les réponses qu'il doit faire.

Écoutez ce dialogue rapporté par M. Morin, et qu'on dirait avoir été inspiré à l'auteur par une des réjouissantes scènes du réjouissant *Monsieur de Pourceaugnac*.

On présente à la somnambule une mèche de cheveux.

La somnambule. Ce sont les cheveux d'un homme.

— Non, c'est d'une femme.

— Cependant, je vois un homme. Ah ! c'est qu'il y a deux fluides mêlés, parce que les cheveux ont passé par la main d'un homme. A présent, je vois très bien la femme... Elle est grande.

— Non.

— Ah! il y a plus petit; c'est une belle taille. J'appelle cela grand. Elle est jolie.

— Euh, euh, il n'y a rien d'extraordinaire.

— Peste, vous êtes difficile; moi, je la trouve très jolie. Elle est mariée.

— Non.

— Mais alors elle a été sur le point de se marier?

— Oui, c'est vrai.

— Je savais bien. Je vois un homme auprès. Elle est malade.

— Oui, c'est pour cela que je viens.

— (*Après plusieurs contorsions.*) Oh! que je souffre de l'estomac... C'est là qu'est son mal; elle ne digère pas bien.

— Je ne l'ai jamais entendue se plaindre de l'estomac.

— Oh! elle ne vous dit pas tout... (*nou-*

velles contorsions); il y a aussi la rate qui est malade.

— Ah ! mon Dieu, le médecin n'en disait rien.

— Les médecins n'y entendent rien. Je vois des taches livides à la rate.

— Vous m'effrayez... Mais il y a une autre maladie que... dont...

— Oui, je vois cela : la menstruation ne se fait pas bien.

— Voilà le grand mal.

— Il y a souvent des retards ; quelquefois leucorrhée, langueurs, perte d'appétit.

— Oh ! c'est merveilleux comme vous dépeignez son état !...

Puis la somnambule ordonne quelques médicaments.

*
* *

Si tous ces imposteurs se bornaient à prescrire des remèdes aussi inoffensifs que ceux

qui me furent conseillés par la jeune femme
du boulevard, je n'y trouverais que matière
à rire — à rire des croyants qui ont recours
à eux. — Il n'en est malheureusement
pas ainsi, et les prescriptions dictées par
ces devineurs médicastres vont quelquefois
« sur les limites du crime », pour nous servir
de l'expression du docteur Gromier.

Nous nous rappelons, pour notre part,
avoir lu une ordonnance de la dame F...
prescrivant l'*huile de croton* à une dose qui
devait fatalement occasionner la mort.

La plupart des somnambules ont cependant à leurs gages un docteur en médecine.
— Pauvre docteur! — Hélas! docteur bien
pauvre aussi, sans doute! — mais son rôle
se borne, le plus souvent, à signer des blancsseings, ainsi que l'ont prouvé plusieurs procès.

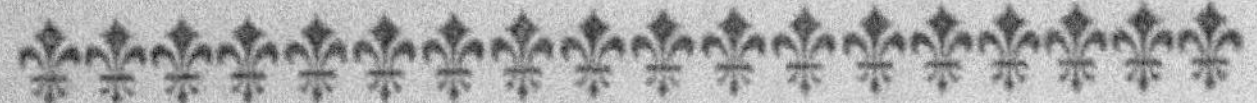

CHAPITRE VIII

LA MÉDECINE NOIRE

Formulaire à l'usage des Curés de campagne. — Autre bible où l'on trouve mille recettes miraculeuses autant qu'infaillibles. — Histoire édifiante de M. l'abbé Y… et comment un petit commerce de saintes hosties au sulfate de quinine lui procura une honnête aisance. — Non moins édifiante histoire de l'abbé Z… et de quelle façon originale il parvint à l'*aurea mediocritas*. — Quelques lignes à propos des Chartreux, des Trappistes, des Carmes, etc. — Une anecdote.

J'AI sous les yeux un bouquin qui a pour titre : LE LIVRE D'OR DU CURÉ DE CAMPAGNE (*à Paris*, chez l'auteur, *rue de l'Église,*

n°...) Il se trouve à la Bibliothèque nationale — non dans l'*Enfer,* où pourtant, à
bien des titres, il aurait eu droit d'accueil.

Or ce bouquin n'est autre chose que le
recueil des recettes médicales mises en usage
par les « prêtres de campagne » et qu'un...
industriel a collationnées.

Rien de plus extravagant à la fois et de
plus idiot ! J'ouvre et transcris :

Saignement de nez. *Mettre au-dessous de la
langue un morceau de papier blanc, grand comme
une pièce de un franc.*

Avec même succès : *Avaler une toile d'araignée
frite dans la poële et arrosée de vinaigre.*

Pour guérir les loupes. *Les engraisser souvent et surtout le matin avec sa salive.*

Jaunisse. *M. l'abbé P... nous écrivait en nous
envoyant cette recette : « Je puis vous la donner
avec d'autant plus de confiance, que j'en ai fait
l'application à une de mes sœurs; elle avait la
peau aussi jaune qu'un citron, je lui mis autour
du cou une anguille vivante, que j'avais fait
coudre aux deux bouts afin qu'elle enveloppât*

bien le cou. *Au bout de vingt-quatre heures, l'anguille avait puisé toutes les humeurs et était devenue toute jaune ; la guérison était complète.* »

Pour la guérison des panaris ou ulcères des ongles. *Enveloppez le mal avec un ver de terre vivant que vous laisserez jusqu'à ce qu'il soit entièrement desséché, et le mal sera guéri. On peut recouvrir le ver avec un peu d'onguent de la mer* (sic).

Fluxion de poitrine. *Prenez le premier et le second jour de la crotte, c'est-à-dire des boulettes de brebis ou mieux de chèvre, faites-les cuire, passez le tout à travers un linge, sucrez et faites en prendre au malade une bonne tasse, en guise de café. Il se produira une abondante transpiration qu'il faudra prendre garde d'arrêter.*

Abrégeons :

Contre l'hydropisie : *Employez l'urine de vache.*

Contre le cancer : *Pommade faite avec une tête de mouton.*

Contre la fièvre intermittente : *Coucher le malade dans un jardin, la bouche dans une plante de sauge.*

Contre les coliques de plomb : *Eau bénite.*

Ces formules sont miraculeusement idiotes, mais idiotes seulement.

Malheureusement, il en est, en ce petit livre tout imprégné des parfums de Rome, et auquel une croix sert de frontispice et de cul-de-lampe, qui, surtout mises en usage par des personnes inexpérimentées, indiquent tout bêtement le moyen de se débarrasser d'un oncle à héritage.

En voici deux pour exemple :

Remède pour guérir les chancres du visage. *Arsenic en poudre, cinq grains, cinabre, vingt-cinq grains, savate brûlée, une pincée. On fait rougir un peu le cinabre en l'exposant au feu dans une cuiller de fer ; on ajoute ensuite l'arsenic et une bonne pincée de savate brûlée ; lorsque le tout est bien mêlé, on le conserve dans un flacon bien bouché pour en bassiner les chancres et en mettre dessus des compresses quatre à cinq fois le jour.*

Contre la rage. *Prendre chez le pharmacien* trois poignées de Datura Stramonium, *le faire bouillir dans un litre d'eau jusqu'à réduction de moitié, puis faire prendre* tout d'une fois *cette boisson au malade* qui tombera de suite dans une

grande prostration, *qui transpirera extraordinai-
rement,* mais *qui sera sauvé.*

* *
*

En ce saint formulaire, en ce livre *à l'usage
du curé de campagne,* aucune des maladies
dont une femme peut être affligée, n'est
oubliée :

Qu'une pénitente ait mal au sein ou que
ses menstrues soient anormalement réglées ;
qu'elle soit atteinte de chlorose, qu'elle ait des
varices ou soit en mal d'enfant... elle peut
s'adresser... à son directeur de conscience,
lequel a des remèdes à tous les maux physiques, comme il a des consolations pour
toutes les douleurs morales.

* *
*

Outre le formulaire dont je viens de
citer quelques merveilleuses recettes, le

prêtre fait usage, dans l'exercice de son sacerdoce médical, d'une autre bible médicatrice, plus imprégnée encore d'eau bénite, plus parfumée de myrrhe et d'encens. Mais celle-ci a du moins sur celle-là l'avantage d'être tout à fait inoffensive, et d'un bout à l'autre fort réjouissante. Elle a pour titre :

LE MÉDECIN DES PAUVRES

Recueil de prières et oraisons précieuses contre le mal de dents, les coupures, les...

Mais déjà nous avons ensemble feuilleté ce codex fantaisiste ; nous avons ri avec la bonne sainte Apolline, souri avec Léonicet, haussé les épaules avec Gonthran.

*
* *

Si, après avoir parcouru les formulaires du guérisseur en froc, vous avez fantaisie de

faire connaissance avec le guérisseur lui-
même, — tournez la page.

* * *

Le curé Y... vivait, au village de P..., une
vie toute facile. Bien avec Dieu, très bien
avec ses ouailles, bien mieux encore avec
lui-même, il remplissait tout benoîtement ses
journées ; il était heureux, en un mot, heureux comme le rat du bon La Fontaine... on
le croyait du moins.

Lorsque se fit tout à coup dans son existence une évolution singulière.

Le bon abbé, oubliant qu'il avait fait vœu
de n'adorer qu'un seul Dieu en trois personnes, se prit d'amour pour le Veau d'or.

Or ses fonctions de Directeur des cons-
ciences troublées ne pouvant faire de lui un
millionnaire, il résolut d'y joindre celles, un
peu plus lucratives, de Directeur des santés
chancelantes.

Le village de P... est entouré de marais, d'étangs; la fièvre intermittente le désole. Le curé Y..., après méditations ininterrompues, invocations, évocations, veilles laborieuses, s'avisa de trafiquer d'un spécifique contre cette maladie.

— C'était tout simplement du sulfate de quinine et de l'acide arsénieux, le tout mis en pastilles, mais pastilles aux deux faces desquelles... — Écoutez, Barnums de l'ancien monde et du nouveau — aux deux faces desquelles était appliquée une hostie consacrée par ses saintes mains.

Bientôt l'empirique ne put suffire à ses clients.

Aujourd'hui il est un des riches propriétaires de la contrée.

*
* *

Au tour de l'abbé Z...

Il habite, aux environs de N..., un petit

village dont il est de par son évêque directeur spirituel, et, de son autorité privée,
directeur sanitaire.

— Et je n'entends pas dire médecin seulement, mais encore chirurgien, et vétérinaire,
et dentiste, et pédicure, et pharmacien,
pharmacien tenant boutique ouverte.

* * *

Notre Guérisseur enfroqué a adopté le
système de quelques médecins de campagne ;
il fait des abonnements à tant par tête
et par année : tête d'homme, tête d'enfant, tête d'âne ou autres, n'importe : pour
chacune le prix est le même : quinze sous.

Quinze sous ! Le pauvre curé ! il n'a pas là,
allez-vous dire, de quoi acheter des *bigoudis*
pour boucler ses cheveux ! Mais, sachant que
le village compte *cinq cents têtes* raisonnables,
évaluons combien de têtes non douées de
raison, il doit posséder : additionnons le

nombre de toutes ces têtes; multiplions ensuite par 15 le total obtenu et peut-être arriverons-nous à un produit qui ne nous semblera plus trop à dédaigner.

— Et je ne vous ai rien dit du gain apporté par la pharmacie !

**

Il est vrai que notre digne curé a des charges : ses pauvres d'abord — ses chers pauvres! Il prêche bien, allez, pour qu'on ne les oublie pas! — Et puis un docteur à ses gages vient à chaque mois réclamer ses appointements...

L'abbé Z..., en effet, est trop malin pour ne s'être pas paré contre les poursuites qui, un beau jour, auraient pu venir entraver son ministère extra-canonique.

Ledit docteur va donc, une fois par semaine, humer, *l'apéritif* étant pris, le potage du curé. Après le déjeuner, il visite les

malades sérieux, pratique une saignée à
M. le maire, examine la langue de l'âne de
M. l'adjoint ou celle du porc du sonneur
de cloches.

Ce jour-là le rôle de l'abbé Z... se réduit
au simple rôle d'apothicaire.

Mais quel apothicaire que l'abbé Z...!

Une personne atteinte d'une ophtalmie
purulente très grave vient consulter le docteur; celui-ci ordonne un collyre au nitrate
d'argent.

— Dites donc, l'abbé, avez-vous du nitrate d'argent?

— Certainement, docteur !

— Quoi ! vous avez du nitrate d'argent ?

— Mais, oui... Au reste, si je n'ai pas du
nitrate d'argent, j'ai du nitrate de potasse !

* *
*

Tout à l'heure je signalais à votre curiosité
deux formulaires à l'usage des curés de

campagne, deux seulement, parce qu'ils sont, en vérité, les modèles du genre; mais ils ne sont pas les seuls en usage. Il en est même un grand nombre d'autres.

Il en est surtout de spéciaux, préconisant comme panacée telle ou telle eau — non médicinale, mais sanctifiée — et partant curative — parce que la Vierge ou quelque saint ou quelque bienheureux a effleuré de ses pieds les bords de sa source. Entre mille, l'eau de la Salette, par exemple, et de miraculeux exemple, ou l'eau de Lourdes, à propos de laquelle un croyant (je veux croire qu'il l'est) proposait un jour par un Défi public a la Libre Pensée (coût 25 cent.) *dix mille francs à qui prouverait...* — Pour le reste, lisez le prospectus du Bon Diable.

D'autres recommandent tel pèlerinage ou telle pratique dévote, telle prière ou telle amulette. — Déjà nous avons ensemble parcouru le Médecin des Pauvres.

Mais voici un entrefilet qui manque à ce

saint livre et que pour votre ébaudissement
je transcris d'une brochure intitulée :

PRATIQUE FIDÈLE
ENVOYÉE DE ROME PAR NOTRE SAINT-PÈRE
LE PAPE
POUR HONORER LE SAINT-SUAIRE

(Laquelle se vend à Grenoble, dans les librairies de sacristie.)

RÉCIT

De plusieurs miracles arrivés à diverses personnes qui portaient sur elles le livre du Saint-Suaire de N. S. J.-C.

Sur un air nouveau.

Il nous faut réciter hautement
Du Saint-Suaire les miracles évidents,
Qui sont arrivés depuis peu de temps,
A ceux qui le portent dévotement.

Dans le Havre, ville de grand renom,
Plusieurs personnes ont reçu guérison
En invoquant le Seigneur Jésus-Christ,
Portant sur eux le Saint-Suaire écrit.

Une femme, dans le travail d'enfant,
Resta huit jours dans les peines et tourments
Étant des médecins abandonnée ;
Mais le Saint-Suaire l'a délivrée.

Et mêmement un pauvre marinier,
Étant tombé dans les flots de la mer,
Par le Saint-Suaire fut délivré,
S'étant sauvé du péril et danger.

Un charpentier faisant un bâtiment,
Tombe du haut sur le fondement,
Sans s'être fait nullement aucun mal ;
Au même instant retourne à son travail...

*
* *

Il y a de même une variété grande de médicastres enfroqués, et, si j'ai esquissé les grotesques profils de l'abbé Y... et de l'abbé Z... de préférence à tous autres, c'est parce que les originaux étaient à portée de mon crayon.

Ainsi, on trouve l'abbé oculiste. — Il en est un non loin de l'église de la Madeleine, qui fut naguère fort à la mode dans le monde dévot.

Il y a l'abbé dentiste et l'abbé guérisseur de panaris.

Il y a même l'abbé pédicure. — On a pu lire à la quatrième page de *l'Union*, de *l'Univers* et autres feuilles onctueuses :

LE PRÊTRE MARTIN

Faubourg Montmartre, nº 30,

GUÉRIT A VIE

Les cors et toutes affections des pieds.

*
* *

Avant de quitter cette variété de Guérisseurs, il y aurait peut être un paragraphe à écrire à propos du petit trafic médico — que sais-je? — qu'exercent, à découvert du reste, sans vergogne, les moines chaussés et déchaussés, gris et blancs, de tout ordre et de toute robe;

A propos des Chartreux et de la *Liqueur tonique, stomachique, digestive*, etc., d'un ex- cellent goût au surplus, qui porte leur nom.

A propos des moines de Fécamp et de leur *Liqueur*... toujours *tonique, stomachique, digestive*, etc.

A propos des Trappistes et de leur *Semou- line* et de leur *Trappistine* non moins *stoma- chique* et *tonique*. — A propos des Bénédic- tins et de leur *Bénédictine*. — A propos des Carmes et de leur *Eau divine* pour les yeux et de leur *Eau de Mélisse, tonique* et le reste.

Mais j'y songe, les fils de saint Bruno ne sont plus liquoristes en eau de mélisse. Hélas! on ne peut le regretter beaucoup quand on a lu la petite anecdote que raconte Diderot dans une de ses lettres à Mademoi- selle Voland :

« ..... Le rendez-vous des convives était
« dans l'allée des Carmes. Nous étions trois
« ou quatre assis sur un banc tout voisin de
« la porte du même nom, lorsque nous en-

« tendîmes des cris qui venaient de la porte
« d'entrée de ces moines. C'était une femme
« qui était tombée en défaillance au sortir
« de leur église. Un d'entre nous accourt, il
« frappe à la porte du couvent; le portier
« ouvre.

« — Mon père, vite une goutte de votre
« eau de mélisse; c'est pour une femme qui
« est là, qui se meurt. Le moine répond
« froidement :

« — Il n'y en a point.

« Et ferme la porte. Là-dessus, mon amie,
« je vous laisse rêver à votre aise sur les
« grands effets de l'esprit de religion. »

*
* *

Qu'on me permette, avant de clore ce chapitre, d'ouvrir une parenthèse.

« Si le prêtre était et qu'il n'entendît être
« que le pacificateur des troubles populaires,
« le conciliateur des parents entre eux, le

« consolateur de l'affligé, le défenseur de
« l'opprimé, l'avocat du pauvre... qui d'entre
« nous oserait l'attaquer? »

Qui parle ainsi? c'est le conteur de la petite
anecdote que je viens de redire, c'est Diderot.

Et moi, n'ayant pas de raison pour être
moins tolérant que le grand philosophe dont
les jésuites avaient tenté le rapt au profit de
leur ordre, qu'ils avaient tonsuré á douze
ans ! et après lequel — n'ayant pu l'avoir de
leur côté— ils ne cessèrent d'aboyer.

Je répète ces paroles afin qu'on sache
bien que, crayonnant les pages qu'on vient
de lire, l'auteur n'a pas eu en pensée d'attaquer le caractère vénéré du curé de campagne,
pas plus que les prêtres dits réguliers, mais
d'esquisser en pochades quelques profils assez
laids qui ne sont — je me plais du moins à le
croire — que rares exceptions.

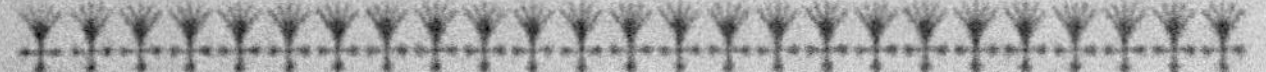

CHAPITRE IX

LES DOCTEURS EN CORNETTE

La Sœur de charité, pharmacienne d'hôpital. —
Les Petites Sœurs des pauvres et la chlorose. —
Les Sœurs de la marmite et la stérilité, etc., etc.
— Une nouvelle École médicale. — Un Chirur-
gien sans peur... si ce n'est sans reproche. —
Tirons l'échelle.

CECI se passait à l'hôpital Saint-Éloi, à
Montpellier. Le professeur faisait sa
visite. Arrivé auprès d'un malade, il l'inter-
roge, et grande est sa surprise quand on lui
dit que le médicament qu'il a prescrit la
veille n'a produit aucun effet.

Ce médicament était encore en partie sur

la planchette, au-dessus du lit du patient; le professeur l'examine et voit un liquide qui n'a jamais eu de nom en pharmacie. Il appelle la sœur, et la sœur affirme qu'elle a donné au malade ce qui a été envoyé par le pharmacien de l'hôpital. Le professeur doute, il s'informe et s'assure enfin que le médicament en question sort en effet de l'officine du fournisseur de la maison, mais que depuis un très long temps il est administré à tous les malades auxquels il est prescrit.

A chaque fois que la sœur en avait usé, elle remplaçait par de l'eau ce qui manquait dans la fiole.

***

Tous ceux qui ont fréquenté les hôpitaux dans lesquels la pharmacie est desservie par des sœurs de charité, ont pu constater de pareils faits.

Pas un médicament qui ne soit altéré ou

donné en quantité suffisante aux malades.

Le médecin ordonne-t-il deux grammes de sulfate de quinine...

Deux grammes! s'écrient les bonnes sœurs, mais il n'y pense pas! il veut donc ruiner la maison!... Et elles en donnent un gramme.

Leurs prières suppléeront au reste.

*
* *

Leur ignorance encroûtée est parfois singulière, — me disait un médecin des hôpitaux.—Un jour, j'avais prescrit à un malade 30 grammes de sulfate de magnésie. A la visite suivante, la prescription n'ayant pas été remplie, je crus à un oubli et je la renouvelai sur le cahier de visite. Le lendemain, le surlendemain, rien encore. Impatienté, je vais en demander la raison à la pharmacie... La sœur me répond qu'elle ne sait pas ce que c'est que le sulfate de magnésie.

— Il fallait me le demander, lui dis-je, je vous aurais appris que c'est le sel de Glauber.

— Ah! ah! fit-elle, je le sais maintenant.

— C'est bien heureux!

Jetez donc encore de hauts cris à propos de la laïcisation de la corporation des infirmières et contre le renvoi à leurs sacristies des sœurs dites de charité.

* *

Outre les sœurs de la cornette, qui, dans leurs maisons, tiennent officine à bas prix, ouverte à tout venant, au grand préjudice des pharmaciens, il est d'autres variétés de *sœurs* qui donnent des consultations médicales et vendent des médicaments.

Ici ce sont les petites sœurs des pauvres, là les sœurs de la marmite, etc., etc.

Les petites sœurs des pauvres sont spécialistes, à Montpellier du moins, et sans doute ailleurs : elles exploitent la chlorose, la chlorose seule; mais il paraît que la mine est bonne. A peine fondée, la maison de ces saintes dames s'agrandit, s'embellit, devint un palais.

*
* *

Ce sont aussi des spécialistes, les petites sœurs connues à Lyon sous la dénomination de *Sœurs de la Marmite*. Elles guérissent (?) les maladies de la matrice : descente, renversement, antéversion, rétroversion, etc. Leur remède est un emplâtre qualifié de *divin,* et que l'on applique au-dessus de la région ombilicale.

L'emplâtre divin guérit aussi de la stérilité, — quand elle est le fait de la femme.

Encore un remède contre la stérilité.

O jeunes femmes qui n'avez pas de petit amour à endormir, le soir venu, sur vos genoux, choisissez donc : brûlez une chandelle à votre patrone; accomplissez un pèlerinage; allez trouver une sorcière afin qu'elle vous dénoue l'aiguillette; faites à travers l'anneau conjugal ce qu'un prêtre de ma connaissance a conseillé très gravement à une femme stérile, et que moi — qui ne suis pas prêtre — je n'ose pas redire... ou bien employez l'emplâtre des petites sœurs de Lyon. —A moins que vous ne préfériez avoir recours à Junon-Lucine.

* *

Sous toute cornette se cache un médicastre.

Je sais une petite ville, quelque part en Bretagne, où les religieuses de l'hospice se sont constituées, en plein soleil et de leur autorité privée, médecins, chirurgiens et apothicaires.

Aussi, croyez-vous que c'est assez de satisfaction pour elles que le troc de la robe de bure contre la robe doctorale? Point. Elles aspirent à faire école, et c'est parmi les commères des villages voisins qu'elles forment des disciples.

Votre enfant a-t-il des convulsions? Frottez-le, vous dira l'une, avec la pommade de nos chères sœurs, et allez au couvent faire toucher sa brassière aux reliques de saint Gilles. Le tout ne vous coûtera que deux petites pièces de un franc.

Faites-lui prendre un verre d'urine de mâle humain (!), dit une autre; chère sœur supérieure assure que c'est très bon.

Ce qui est plus surprenant encore que l'assurance de ces bonnes sœurs guérisseuses, c'est la parfaite tranquillité dont elles jouissent dans l'exercice de leur ministère extra-canonique.

Parfois cependant, de très loin en très loin, on lit dans les journaux, sous la rubrique « Chronique judiciaire », des petits faits du genre de celui-ci :

« Le tribunal correctionnel de Saintes

vient de condamner la supérieure de Port-d'Anvaux, reconnue coupable d'exercice illégal de la pharmacie et d'homicide par imprudence, à 500 francs d'amende et aux frais s'élevant à 1,500 francs. »

*
* *

J'ai lu, il n'y a pas longtemps, dans le *Courrier médical*, un long article dans lequel un pauvre docteur exhalait mélancoliquement ses plaintes à propos de la concurrence qui lui est faite par les doctoresses en froc de la catholique région où il exerce, et j'en ai détaché le passage suivant :

« ... Il est dans toutes, ou presque dans toutes les communes de la Bretagne, des sœurs de toute espèce d'ordres et de toute espèce de couleurs, qui, sans lettre d'obédience, pratiquent la médecine comme s'il n'y avait aucune loi sur l'exercice illégal de la médecine, ou comme si elles savaient parfaitement que celles qui existent ont été faites pour se moquer de nous.

« Ces dames, armées d'immenses chapelets, bien pourvues de médailles et d'*agnus,* s'en vont dans les familles en faisant sonner ces *reliques fébrifuges* et demandent s'il y a des malades.

« Elles s'installent et font baiser les médailles aux crédules patients en leur tâtant le pouls; elles saignent, elles purgent, elles émétisent canoniquement; vendent des drogues, et le tout naturellement à prix réduit, afin qu'on les appelle de préférence au médecin. »

*
*
*

Je vous disais tout à l'heure que ces chères demoiselles sont non seulement apothicaires et médecins, mais encore chirurgiens, chirurgiens sans peur, si ce n'est sans reproche, et ne reculant pas plus devant une grave

opération que devant la saignée, qu'elles
pratiquent tous les jours, ou l'ouverture d'un
abcès. — Je lis dans un journal de médecine
du 2 juillet dernier :

« Dans un des départements de l'Ouest,
une sœur de charité a pratiqué l'opération
césarienne avec un mauvais couteau de cui-
sine, sur une femme enceinte, morte depuis
quelques heures. »

Mais les prêtres, eux aussi, et j'ai oublié
d'esquisser ce trait répugnant de leur physionomie dans le chapitre qui précède, les
prêtres eux aussi pratiquent *in extremis* l'opération césarienne.

« Au village de Champoly, raconte le
XIXe Siècle, dans un de ses numéros du mois
de mai 1878, deux prêtres ont intimé à un
cordonnier, qui a reculé devant la sauvage
besogne, puis à un charcutier qui a accepté,
l'ordre d'ouvrir le ventre d'une femme enceinte *en danger de mort ;* la femme (elle s'appelait Dumas) a été tuée par l'opération. »

Autre exemple plus récent : « Le curé Blomme, à Saint-Amand (Flandre orientale), est poursuivi pour avoir pratiqué l'opération césarienne sur une femme de sa paroisse. »

Et pourquoi cet acte bête, écœurant, cynique? Pour sauver un enfant, si c'est possible? Point. Pour laver d'un péché un petit être n'ayant pas encore vu le jour, de ce péché originel que n'admettent ni Origène, ni Tertullien, ni Saint Clément d'Alexandrie, ni bien d'autres de non moins orthodoxe chapelle, — mais dont fit un dogme un manichéen renégat, le débauché saint Augustin.

Et c'est s'appuyant sur ce dogme que, de par une décision du pape Benoît XIV, commentée par Mgr Bouvier : (*Dissertation sur le sixième précepte du décalogue*), puis par le R. P. Debreyne, il est enjoint au prêtre de baptiser, dans le sein de la mère, l'enfant dont la naissance laborieuse menace d'entraîner la mort. Et de quelle façon pour ce faire s'y prendra le prêtre? Il usera de l'instrument cher à M. Purgon, ou bien il prendra le couteau que lui ont mis en main les Benoît, les Debreyne, les Bouvier, et s'en servira avec « confiance et courage. »

« Que le prêtre, dit ce dernier dans sa *Dissertation*, s'arme du signe de la croix, qu'il fasse la section avec confiance et courage ; sa charité lui attirera de Dieu une double récompense, et pour avoir retiré l'enfant d'une étroite prison où il devait nécessairement mourir, et surtout pour lui avoir conféré le baptême. Il en sera le père spirituel, parce qu'il l'aura régénéré en Jésus-Christ ; il en sera en quelque sorte la mère, comme dit Cangiamila, parce qu'il l'aura véritablement mis au monde.

« Si l'enfant meurt quelque temps après avoir reçu le sacrement du baptême, *ce qui est assez ordinaire*, il aura sans délai dans le ciel un protecteur puissant qui intercédera incessamment pour lui auprès de Dieu. Quel sujet donc de joie, de consolation et d'espé-

rance pour vous, ô ministre et fidèle servi-
teur de Dieu, d'être certain d'avoir été l'instrument immédiat du salut éternel d'une
âme qui, sans ce sublime et courageux dé-
vouement que la charité vous a inspiré, n'aurait jamais joui de voir et de posséder Dieu
éternellement ! »

Mais assez d'ineptie et d'écœurement !
Tirons l'échelle.

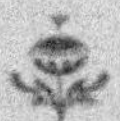

CHAPITRE X

LES MAUX D'AVENTURE

La Boutique d'un mastroquet. — Notre Pommade !
— M. M... D. P (?). — Mayeux. — Un Voisin
indiscret. — La Nuit de la Saint-Jean. — La
Guérisseuse de panaris. — Albinolo.

A droite, un comptoir en zinc tout reluisant sur lequel s'étalent des brocs
et des verres; à gauche, quelques tables et
des tabourets. — Au fond, un vitrage à can-
nelures discrètes.

Nous sommes rue Saint-M..., chez le
marchand de vin P..., le plus célèbre entre
tous les guérisseurs de maux d'aventure.

* *

Par ce temps de pèlerinage épidémique, vous n'êtes pas sans avoir rencontré quelque caravane de pauvres diables se rendant en un lieu sanctifié, pour demander l'usage de ses jambes, ou de ses bras, ou de ses yeux, à celui ou à celle dont la présence a *médicalisé* ce lieu — pardon du néologisme.

Hier, à cinq heures — heure de la consultation — je suis allé chez le marchand de vin sus-indiqué, et j'ai pu voir ce spectacle... je dirais curieux s'il n'était bête.

Que de gens ! on faisait queue, et j'ai dû prendre rang ; ils allaient, tous ces croyants, ils se pressaient chez le miraculeux guérisseur.

— Rien ne manque dans la *chapelle*, pas même le tableau représentant le Saint bienfaiteur, et, appendus à ce tableau, de nombreux *ex voto*.

— Vois, dis-je, en montrant à l'ami qui m'avait accompagné, les témoignages de la gratitude des malades, remarque ce gobelet d'argent; le client n'a pas manqué d'à-propos en donnant cet objet; il peut servir d'enseigne au marchand de vin.

— Et à l'escamoteur, ajouta mon ami.

***

C'est un homme d'une quarantaine d'années, grand, gros, fort, haut en couleurs — comme doit être, du reste, tout marchand de vin.

Nu-tête, en bras de chemise, le bistouri d'une main et les bandelettes dans l'autre, il taille avec un aplomb à faire pâlir même le grand chirurgien de notre époque surnommé : *le boucher élégant* ; il est digne au milieu de ses malades, à l'égal d'André Vésale au milieu de ses disciples, dans le tableau de Hamman.

Notre tour est venu. Nous montrons un de nos doigts, nous plaignant d'élancements continus et très douloureux.

— Oui, dit le célèbre empirique, oui, il y a rougeur, enflure, tuméfaction ; c'est un panaris à son début.... Pansement avec *Notre* pommade.

Ah ! comme ce pauvre doigt, innocent de tous les crimes qu'on lui imputait, avait envie de se ressouvenir de ses malices de collège et de *faire la nique* à ce marchand de vin comme il la faisait aux marchands de grec !

— Vous reviendrez demain et les jours suivants (moyen ingénieux pour avoir toujours foule chez lui) ; vous reviendrez me montrer l'effet du remède dont voici la formule, et que vous allez faire exécuter *là en face, un peu plus loin, au n° 2...*

Cette formule, la voici : elle est écrite en

latin, — ce qui prouve que, pour connaître
la langue de Galien, il est superflu de parler
correctement celle de Molière :

E... X..., PHARMACIEN

rue ....

UNGUENTUM DETERSIVUM :

Adipis. . . . .
Saponis . . . . ⎱ *âā 8 gra.*
Spirit. vini . . . . . . ⎰

F. S. A.   (*Signé*) M... D. P.

*
**

Quel rôle joue auprès de ce marchand de
vin M. M.. , docteur en médecine de la Faculté de Paris (*D. P.*)? Il cache P... aux
yeux de la police, en le couvrant du diplôme
que lui conféra la dite Faculté.

Pauvre docteur !

Et quel est le rôle du pharmacien…?

Vous le devinez.

**
*

Le prédécesseur de P… possédait le secret du fameux onguent, qu'il avait toujours vu employer par ses vieux parents, et employait lui-même quand un garçon de sa boutique se blessait en rinçant des bouteilles. Il était connu dans le quartier pour guérisseur de maux d'aventure et on allait le consulter. Mais le brave homme ne faisait pas trafic de sa prétendue panacée; il pansait le souffrant qui avait recours à lui et ne demandait pour tout salaire qu'un remercîment.

P…, moins simple, reconnut au fameux onguent des propriétés auxquelles n'avait point songé son prédécesseur. Il endoctrina les commères du quartier, qui battirent la caisse, embouchèrent le clairon, et bientôt on vit la foule se presser chez le marchand de vins.

Un beau jour on aperçut, appendue au mur de la boutique, la toile dont je parlais tout à l'heure et représentant le guérisseur P... dans l'exercice de ses fonctions.

Puis il se fit décerner une *médaille de vertu* par une *Société philanthropique (?)*.

L'ambition de l'empirique n'était point satisfaite encore; la sanction publique manquait à sa gloire. Des listes de souscription furent ouvertes chez des voisins complaisants, chez lui, et bientôt de l'obole de la bêtise on frappa une médaille d'or :

A un bienfaiteur de l'humanité
à P...

* *

P... est certes un grand et célèbre guérisseur, toutefois ses lauriers ne jettent point sur ses confrères une ombre telle qu'elle les dérobe tout à fait à notre attention.

Ceux qu'il me reste à vous présenter ont bien leur petit mérite.

Par là-bas, du côté de la rue de Bondy, et dans un étroit passage, vit un homme connu dans le quartier sous le nom de Mayeux. Lui aussi vend « une pommade *connue depuis plus de cent ans qu'elle existe*, ainsi parle le prospectus, et qui a la propriété de guérir blessures, brûlures, écorchures, panaris, maux de sein, etc., etc. »

— Mayeux a été coudamné, une fois, à cinquante francs d'amende pour exercice illégal de la médecine.

— Cinquante francs ! Mayeux en rit comme..... un bossu, et continua son petit trafic.

*
* *

Un voisin intrigué... et jaloux se mit un beau jour en la tête de savoir de quoi était composée une pommade qui, entre autres vertus merveilleuses, possédait celle d'enfler le gousset de celui qui la vendait ; et, comme s'il est quelque chose qui puisse être comparé à la curiosité jalouse d'un voisin, c'est sa constance pour arriver à satisfaire cette curiosité, il finit par découvrir le précieux secret, l'incomparable recette.

Cette recette, l'indiscret a bien voulu me la communiquer, mais il m'a recommandé de n'en rien dire ; si à mon tour je vous en fais part, c'est avec la même recommandation.

Donc prenez une livre de céruse, même poids d'huile d'olive, et de pousses de noisetiers de l'année ; faites bouillir jusqu'à consistance — comme disent messieurs de la pharmacie — et vous aurez la pommade Mayeux.

Il est toutefois des précautions à prendre, certaines conditions à observer.

Ainsi le « Cosmétique Radical » ne doit, ne peut se préparer qu'à une certaine heure de la nuit, à l'heure des fantômes, à l'heure du sabbat. Et encore ne peut-on choisir indifféremment telle ou telle nuit, il n'en est qu'une dans l'année propice à la préparation du grand œuvre, et c'est la nuit de la Saint-Jean.

Le 24 juin, dès le matin, tout le personnel de la maison Mayeux se met en branle : on va, on vient, on nettoie les ustensiles du laboratoire, on amoncelle céruse et pousses de noisetiers...

... Minuit sonne! et tandis que les sorciers à califourchon sur leur manche à balai se rendent à leur assemblée, et que sur la cime des montagnes flamblent les grands feux, symboles de la lumière divine apportée, dit la légende catholique, par le précurseur de Jésus, un gigantesque fourneau s'allume chez le médicastre, et sur ce fourneau est posée la marmite où va se préparer la panacée de toutes les blessures.

Le feu pétille, monte, entoure la marmite. Le liquide entre en ébullition, et Mayeux, le grand Mayeux, promène dans ce liquide une immense spatule.

La figure enluminée, les yeux hagards, les cheveux en désordre, haletant, il agite, agite sans cesse sa spatule.

Tout à coup il s'arrête… les pousses de noisetiers ayant atteint un certain degré de cuisson, ce n'est plus de gauche à droite, mais de droite à gauche qu'il faut maintenant agiter la composition

… Et le grand Mayeux ayant opéré le changement fatidique, recommence à remuer sa spatule jusqu'au moment où le liquide, devenu épais, « consistant », se soit transformé en pommade, en « Cosmétique Radical. »

— Mayeux est malade pendant huit jours de la fatigue occasionnée par la besogne; mais, se dit-il avec l'orgueil bien naturel qu'inspire une belle action... Que d'écus dans ma tirelire !

*
* *

Voici une dernière variété de l'empirique marchand d'onguent, une femme, et non moins célèbre que Mayeux en la contrée dont elle est un des plus édifiants ornements.

Vêtue d'une longue robe noire, coiffée d'un bonnet blanc à petits plissés; laissant pendre avec des ciseaux un chapelet à sa ceinture, Mme J... est accoutrée comme une sœur de je ne sais quel ordre.

Elle ne prétend pas, elle, guérir toutes les plaies; sa spécialité est le panaris.

Comme P......., comme Mayeux, ce guérisseur de panaris possède une trousse, une trousse bien garnie, je vous jure, et

il faut voir avec quel sangfroid elle tient
le bistouri, avec quelle audace elle incise,
elle taille; elle ne craint ni hémorragie
ni lésion importante. Il est vrai qu'avant
l'opération elle a dévotement tracé avec
de l'eau bénite une croix sur la partie malade
et invoqué la Vierge très sainte.

— Il est vraiment fâcheux qu'après si
sainte précaution et cette invocation divine, elle estropie les neuf-dixièmes des
personnes qui ont recours à elle.

*
* *

Chaque ville, chaque village, chaque ha-
meau a son guérisseur de blessures, d'ulcères,
de panaris surtout.

Je pourrais aussi vous parler d'Albinonolo,
qui avait établi un dépôt de sa panacée chez
le gardien de l'ancienne colonne Vendôme,
et de Valentin, dont la renommée empêche
Mayeux de dormir; je pourrais vous raconter

peu étonnés que deux médecins puissent, au chevet de certains malades, se regarder sans rire.

Si le patient se débat dans un accès de rage, par exemple, ou dans les convulsions de l'épilepsie; s'il est phtisique à la dernière période ou atteint d'un cancer, etc., etc., que font auprès de lui ces graves docteurs qui savent l'affection incurable?

Parlez-moi des empiriques! Ceux-ci du moins ne restent pas simples spectateurs.

*

* *

Pour chaque maladie *inguérissable*, il est dix, il est vingt, il est cent guérisseurs, tous en possession d'un remède infaillible.

Voyons à l'œuvre quelques-uns de ces privilégiés qui ont su pénétrer les causes de toutes choses... « *rerum cognoscere causas* » et les plus mystérieux arcanes de la thérapeutique.

*
* *

L'épilepsie fut longtemps considérée comme ayant une origine surnaturelle, divine même. Est-ce parce qu'elle n'épargna point les héros divinisés de l'antiquité? Ou bien les médecins l'avaient-ils sanctifiée, pour rendre les dieux complices de leur impuissance?

Dans quelques contrées de l'Orient, on vénère encore l'épileptique, comme le fou, à l'égal d'un saint.

Les phénomènes de cette affection, leur invasion aussi violente que soudaine, leur cessation presque instantanée, l'aspect effrayant du malade, sont aussi de nature à inspirer au vulgaire l'étonnement, la crainte ; or, de la crainte au respect et du respect à la vénération, il n'y a pas loin.

Si dans le cher pays de Voltaire — où l'on ne vénère pas grand'chose — on n'entoure

pas pieusement l'épileptique se débattant, dans le paroxysme de son attaque; si l'on n'attend pas, comme en Orient, que de sa bouche inspirée sorte un oracle, on est tout aussi ignorant qu'on l'était dans l'antiquité et que le sont les Orientaux sur la nature du haut-mal, et, partant, on ne connaît pas davantage le remède à lui opposer.

Cette origine prétendue surnaturelle de l'épilepsie et cette impuissance de la médecine devant cette affreuse maladie, donnaient beau jeu aux charlatans, et bien longue serait la liste des guérisseurs du *mal de Saint-Jean*.

****

Mlle R... de M... est une sœur de charité défroquée. Depuis trente ans, recluse aux Invalides, elle partageait son temps entre la santé des vieux soldats et celle de son âme, vivait sa vie au chevet des malades ou à la chapelle, lorsqu'un jour elle reçut d'un vieux brave de la Grande-Armée, un bouquin trouvé par lui en Égypte! au pied d'une des grandes pyramides!! — ne sais laquelle — un bouquin valant plus que son pesant d'or, car on y lit — ne sais en quelle langue — une recette radicale contre l'épilepsie.

Mlle R..., qui s'était trouvée tout juste assez riche pour faire vœu de pauvreté, ne put pas ne pas oublier ce vœu quand elle vit une fortune devant elle; elle jeta aux orties sa robe de bure et partit pour M...

Notre guérisseuse doit avoir soixante-quinze ans; sa figure est insignifiante; ses manières grossières; sa tenue négligée. Elle est douée d'un embonpoint qui est presque l'obésité, mais qui ne l'empêche pas plus que son grand âge de courir la ville et la campagne, à la recherche des épileptiques.

Rebutée une première fois, elle fait une seconde visite, puis une troisième; elle insiste, elle ennuie jusqu'au jour où, fatigué, obsédé, on consent à essayer son remède.

Ce remède — il est connu de tous les médecins, il est vieux comme le mal caduc luimême — consiste en une saignée abondante. Mais le secret de la guérisseuse est sans doute dans les paroles que tout bas elle marmotte pendant l'opération. — Est-ce une invocation à saint Jean?

La saignée étant pratiquée, Mlle R... revient voir son malade pendant treize jours et à chaque fois lui fait prendre une pilule. — Quelle est la composition de ces pilules? c'est aussi son secret.

Je me promenais un matin sur les bords d'une rivière qui coule à quelques pas de M..., lorsqu'un spectacle étrange frappa tout à coup mes regards : un jeune homme, seul et gisant au fond d'une barque qui allait à la dérive, se débattait dans des convulsions horribles. J'appelai du secours, et le malade fut transporté dans un établissement de bains voisin où des soins lui furent donnés.

A quelques jours de là, le hasard me fit rencontrer dans une maison avec Mⁿᵉ R... Elle vantait son spécifique, racontait les cures merveilleuses qu'elle avait obtenues; mais, sans mesure en son impudence, elle alla jusqu'à désigner les personnes qu'elle prétendait avoir guéries, et, parmi ces personnes, elle eut la malencontreuse idée de nommer M. M..., le jeune homme que j'avais vu en proie à une violente attaque.

*
* *

Un de mes amis m'a raconté que se trouvant, il y a quelques années, dans un village des environs d'Albert (Somme), il entendit parler d'un guérisseur qui prétendait posséder un secret infaillible contre l'épilepsie....

A quelque temps de là, assistant à un bal public, cet ami vit un jeune homme qui, ayant aperçu une grosse araignée dans un

des angles de la salle, courut chercher une
échelle et la gravit avec vitesse, avec furie...
Mais, arrivé aux derniers échelons, le malheureux chancela et tomba lourdement sur
le parquet : il venait d'être atteint d'une attaque d'épilepsie au moment où il allait saisir
la proie qu'il convoitait, l'araignée..., l'anti-
épileptique par excellence, d'après le fameux
guérisseur d'Albert.

* *

Les pilules de la femme R... et les arai-
gnées de l'empirique d'Albert ne sont pas
les seuls remèdes souverains contre le mal
caduc.

Nous avons connu un charlatan qui assure,
avec une autorité sans égale, guérir ce mal
horrible par l'application au niveau de la
région ombilicale d'une coquille de noisette,
pleine — il ne dit pas de quoi, mais je puis
vous le dire, — pleine de mercure.

---

*
* *

Un autre arrive au même et aussi satisfaisant résultat avec une confiture faite de fiel de crapaud et préparée, avec l'aide des dieux de la Cabale, à l'heure de minuit, et en scandant certain chant qui a le pouvoir de faire descendre la lune du haut des cieux...

Carmina vel cœlo possunt deducere lunam...

*
* *

La médecine demeure impuissante devant la rage comme devant l'épilepsie. Elle ignore les causes qui déterminent cette affection et ne sait pas davantage en reconnaître les symptômes.

En 1780, le docteur Andry citait plus de trois cents ouvrages relatifs à cette affection.

Depuis Andry, on pourrait en compter un pareil nombre; mais « aucun, avoue humblement Rochoux, ne répond aux besoins du praticien. »

La rage est-elle contagieuse? quelques-uns ont la hardiesse de répondre négativement; d'autres, et c'est le plus grand nombre, répondent affirmativement. L'un d'eux raconte qu'un homme mordu par un canard irrité de se voir enlever sa femelle, est mort enragé!

A quels phénomènes reconnaît-on cette affection? L'un dit que c'est à de petites vésicules qui se forment sous la langue de l'animal, un autre affirme que ces vésicules sont des insectes, des vers.

Quant au traitement : Celse ordonne un « bain par surprise ; » Van Helmont et après lui Boerhaave préconisent le hareng salé : « Il suffit, dit ce dernier, pour empêcher les effets du virus rabique, d'appliquer sur la morsure, pendant vingt-quatre heures,

des harengs salés, qu'il faut renouveler lorsqu'ils commencent à se corrompre. Quelle
explication satisfaisante, ajoute-t-il, peut-on
donner d'un pareil fait? Je l'ignore. » — Et
moi aussi. — Un cinquième conseille le foie
brûlé d'un chien enragé; Dupuytren employait les injections dans les veines; la mode
d'hier, qui ne sera pas celle de demain,
est pour la pilocarpine. Les plus prudents
déclinent leur compétence.

*
* *

Assurément, lorsque Platon disait que tous
les sages sont d'accord, il n'entendait pas
parler des médecins.

*
* *

La guérison de la rage devait donc tenter les
charlatans; aussi presque tous possèdent-ils

un spécifique contre cette effrayante affection.

Mlle R..., par exemple, dont je vous parlais tout à l'heure, et qui guérit radicalement le mal caduc, guérit la rage non moins radicalement au moyen de quelques pilules, d'un peu d'eau bénite et de trois *Ave Maria*, le tout au plus juste prix.

De tous les empiriques que j'ai connus guérissant la rage, Mlle R... est le seul dont la recette consiste en des pilules. Ses confrères, la plupart du moins, ordonnent une pâte faite *dans une poêle neuve* avec des œufs, de l'huile de noix et des plantes aromatiques : une sorte d'omelette.

Mais sur quoi ces Hippocrates ne sont plus d'accord, c'est sur le mode d'emploi. Les uns veulent qu'on mange l'omelette, les autres la font appliquer sur la morsure.

Je serais encore tout perplexe, si un fameux guérisseur ne m'avait tiré de ma pénible incertitude d'une façon on ne peut plus satisfaisante.

« L'omelette étant faite, m'a-t-il dit, ronde, plate, consistante, il faut la diviser en quatre parties égales, *de façon à dessiner une croix;* deux de ces parts, *choisissant celles qui sont opposées par le sommet,* doivent être mangées par le malade ; et les deux autres appliquées sur la plaie faite par l'animal enragé. »

La recette de l'omelette est vieille comme le temps, ce qui n'empêchait pas, il y a quelques années, un certain comte de B... de s'en dire l'inventeur et d'adresser à l'Académie de médecine une requête à l'effet d'obtenir une récompense nationale.

Rien que ça !

Maintenant, voulez-vous savoir si un chien est enragé?... faites-lui prendre gros comme une fève d'orviétan. « S'il est enragé, il crèvera sur-le-champ (*sic*). »

On sait que le fameux orviétan, ainsi dénommé parce qu'il était vendu par un charlatan originaire d'Orvieto, est un composé de vieille thériaque, de vipères sèches, de genièvre, de cannelle et d'une foule d'autres substances stimulantes et aromatiques.

Le célèbre J.-L. Petit a indiqué un autre moyen :

« Lorsqu'on aura été mordu, dit-il, d'un
« chien qu'on soupçonnera être enragé,
« comme il arrive souvent qu'on l'abat avant
« qu'on se soit assuré de son état ; il faut,
« pour ne pas rester dans l'incertitude,
« frotter la gueule, les dents, les gencives
« du chien mort avec un morceau de viande
« que l'on jettera ensuite à un chien vivant.
« Si celui-ci refuse de manger, criant et hur-
« lant, ce sera une preuve que le chien mort
« était enragé. Si la viande est bien reçue et
« mangée, il n'y a rien à craindre ; le chien
« mort n'était pas enragé. »

*
* *

Louis XIV préparait, dit-on, de ses mains

royales, certain topique contre la hernie et le donnait à ses sujets hernieux ; les seigneurs — à l'exemple du maître — distribuaient à leurs serviteurs de prétendus spécifiques dont ils avaient acheté le secret et qu'ils préparaient eux-mêmes.

Dans bien des contrées, les propriétaires du *château* ont conservé cette vieille coutume, et c'est à eux, lorsqu'il n'y a pas dans le pays, je ne dis pas un médecin, mais un empirique en renom, que les paysans ont recours pour les maladies redoutées, surtout à la campagne, la rage, par exemple.

* *

Il y a dans la Bourgogne une vieille maison seigneuriale où, depuis des siècles, on allait de dix lieues à la ronde chercher le remède infaillible contre la morsure d'un chien enragé. Ce remède, on le gardait précieusement de père en fils; mais la dernière du nom, la comtesse de La Rode, craignant qu'à sa mort ne fût perdu pour la science et l'humanité le fameux spécifique, en donna la recette à un de nos amis, le docteur B...

Il s'agit encore d'une omelette, mais cette fois on se borne à l'appliquer sur la plaie.

Chose singulière, le docteur B... a retrouvé cette formule dans un des nombreux mémoires adressés à une société savante qui, par ordre de Louis XIV, fit, en 1680, un appel à tous les médecins, sur la question de la rage.

* *

« Dans la forêt des Ardennes, raconte « Dumonchaux (tome I, page 225), il est « une abbaye sous l'invocation de Saint-« Hubert. Elle est très célèbre par les cures « de ceux qui sont atteints de la rage. En « Flandre et en Lorraine on est fort crédule

« sur cet article. Les religieux ne cherchent
« pas à désabuser les croyants. Ils donnent
« au contraire à ce pèlerinage plus de gravité
« cérémonieuse, en exigeant de ceux qui le
« font l'observation de quelques exercices de
« piété. Au reste, on y soumet les patients
« à une épreuve assez cruelle : on leur cau-
« térise le front avec un fer rouge en forme
« de clef, et on insère dans la plaie une petite
« parcelle de l'étole de saint Hubert : quel-
« ques jours après, on ôte de la plaie le
« morceau de linge qu'on y avait introduit ;
« et, dès lors, on est guéri et même pré-
« servé pour toujours du mal redoutable. »

L'abbé Thiers raconte que dans la Provence cette sorte de cautérisation est aussi et
depuis longtemps en usage « sous forme
d'une pratique de dévotion. »

*
* *

A Paris, au centre même de l'intelligence

et de la civilisation — comme disent assez volontiers les Parisiens — nous avons rencontré bien des guérisseurs; mais où ils florissent surtout, c'est où se retrouve encore une « certaine » naïveté, dans les campagnes.

C'est là que nous sommes allé chercher les guérisseurs de la rage; c'est encore là que nous trouvons ceux qui se prétendent en possession d'un remède infaillible contre la gale.

Ce remède consiste en l'application, sur la peau du galeux, de crapauds tout vifs écorchés...

— Le crapaud n'est donc pas si méchant qu'on a bien voulu le dire : loin de donner la mort par son urine ou sa bave, ainsi que le croyaient nos grands-pères, et que se l'imaginent encore bien des gens, il guérit de la gale.

Ce n'est point assez même : la poudre de crapaud brûlé arrête — en Vendée du moins — les hémorragies les plus violentes, et la

chair de ce pauvre animal guérit radicalement de l'hydropisie — dans les Cévennes; —
il est doué de bien d'autres propriétés merveilleuses, propriétés que vous trouverez
consignées dans le *Livre des secrets de Magie*
(Bibliothèque de l'Arsenal, *man.*)

* *

Il est curieux de remarquer que la plupart
des recettes, souvent modifiées, il est vrai,
exploitées par les empiriques, se trouvent
relatées dans les auteurs qui font plus ou
moins autorité en médecine.

Ainsi, le remède contre la gale qui m'a été
indiqué par un guérisseur de la Provence,
est préconisé par Van Helmont; celui qu'on
emploie dans la Vendée, pour arrêter les
hémorragies, est vanté par Kœnig; dans
Paullini, enfin, se trouve le secret des paysans des Cévennes, pour combattre l'hydropisie, etc.

A la taupe également, à cette pauvre noire taupe dont le nom seul se prononce avec dégoût, on attribue des vertus curatives singulières. Ainsi, on peut favoriser la dentition des enfants en attachant à leur cou des colliers de peau de taupe (Normandie). A certain jour de la lune, on peut se guérir une foule de maladies en étouffant une taupe dans sa main (Normandie). Différentes douleurs rhumatismales disparaissent pour toujours, si l'on peut faire presser la partie malade par la main d'une personne qui, dans son enfance, a étouffé sept taupes avant d'avoir mangé pour la première fois de la soupe à la graisse (Berry).

*

La plupart des recettes des empiriques, disions-nous, se retrouvent dans de vieux livres de médecine; mais non pas toutes.

Ainsi, je ne sache pas qu'on lise quelque

part, dans un traité de thérapeutique, que la pustule maligne disparaît par l'application d'un sou et d'un fromage blanc, ainsi qu'on la guérit en Bourgogne. — Le fromage blanc doit être fait avec le lait d'une chèvre de couleur déterminée, d'âge déterminé, et le sou, avant son application, dûment enchanté par un sorcier guérisseur.

Au cas échéant, n'ayez donc pas recours à un de ces médecins patentés mais barbares, qui, pour une maladie dont la guérison est si facile, iraient impitoyablement fouiller dans votre chair avec le bistouri et le fer rouge.

Le remède du paysan de la Bourgogne est... bien et moins coûteux.

Seulement, n'oubliez pas que tandis que sèche ce mirifique cataplasme de fromage, il ne faut pas se laisser aller au sommeil; ne l'oubliez pas, et sûrement vous guérirez..., à moins que vous ne soyez le treizième habitant de la contrée atteint de cette affection, car le treizième doit mourir. C'est le tribut du Minotaure contre lequel ne peut rien la science du guérisseur.

Une méchante langue me disait bien que ce fatal nombre treize revenait plus souvent qu'à son tour, mais il y a des méchantes langues et des sceptiques partout en ce bon pays de Voltaire.

*
* *

Le cataplasme de fromage blanc a longtemps été en faveur dans les maladies se manifestant par des pustules. On l'a employé contre la rougeole, la gale, la petite vérole, etc. Aujourdhui, il a perdu beaucoup de son crédit, et ne guérit plus guère que la pustule maligne.

*
* *

Ce qui jouit encore, en quelques contrées,

de son ancienne renommée, c'est la *Terre de saint Paul*.

En l'an 40, ou à peu près, saint Paul, emmené prisonnier à Rome, fut jeté dans une île par la tempête. Là, dit-on, il vécut pendant plusieurs années du pain que lui donnait la pitié, de l'eau que lui donnait le ciel et d'espérances en une vie meilleure.

Un jour qu'il se promenait à travers bois, le froid l'ayant saisi dans ses vêtements trop mesquinement ouatés, il ramassa quelques bûchettes et y mit le feu. Or, tandis qu'il se chauffait, une vipère se glissa, tout rampant, près de lui et le mordit. Pour le commun des mortels, la morsure d'une vipère est chose fort désagréable, mais il n'y avait là rien de bien effrayant pour un saint. Paul secoua sa main et la vipère tomba, puis il saupoudra la morsure avec un peu de terre, et nul mal n'en advint.

Depuis ce temps, dit la légende, aucune vipère n'a été vue dans l'île et — chose plus merveilleuse ! — la terre de cette île a conservé la propriété que, par grâce divine, elle avait spontanément acquise pour saint Paul.

Et, dans bien des campagnes, dans le Dauphiné par exemple, on rencontre des guérisseurs qui vendent la *Terre de saint Paul* en petits paquets et au plus juste prix.

****

Dans un des derniers numéros du *Bordeaux-Médical*, je lis sous la signature du docteur H. Ruaux (de Chalais), un article très curieux qui trouve ici et pour clore ce chapitre une place bien méritée :

« Je désirerais faire connaître quelques-
« unes des innombrables superstitions qu'un
« médecin de campagne est à même d'ob-
« server dans sa pratique.

« Il s'agit de têtes ouvertes que l'on ferme ;
« de rates que l'on touche ; de la *garde* ou
« de l'aiguille du cœur abattue et qu'on re-

« lève; de morceaux de racine de guimauve
« mis sur la radiale et attachés avec des brins
« de laine pour couper la fièvre; de bonnets
« de coton bourrés de certaines feuilles pour
« calmer le délire; de la façon de *panser* le
« carreau chez les enfants, etc., etc., etc.

« Fermer une tête est une opération sim-
« ple. Le praticien, dans cette circonstance,
« est ordinairement une femme. Celle-ci pose
« ses mains sur le crâne, fait quelques pres-
« sions et la tête est fermée. La première
« fois qu'on ferma la tête à un de mes ma-
« lades, ce fut à une femme atteinte de fiè-
« vre intermittente. Elle se plaignait, en
« effet, d'un grand mal de tête, elle ajoutait
« même que ce mal lui fendait la tête. Je ne
« fis nulle attention à ce mot *fendre,* et c'est
« ce qui fut cause qu'on allait, le lendemain
« de ma visite, chercher la femme qui ferme
« les têtes.

« Ce dernier art peut être enseigné, mais
« il en est tout autrement quand il s'agit de

« *toucher* les rates. On n'apprend pas à *tou-*
« *cher*, mais on naît *toucheur* ; encore faut-il
« être le cinquième enfant. Je reçus l'autre
« jour dans mon cabinet un vieillard de
« soixante-treize ans qui se vantait d'être
« grand opérateur, bien qu'il n'eût jamais
« exercé. — « Je suis le cinquième, ajoutait-
« il, et lors de ma naissance la sage-femme
« proclama que je portais sur le dos le signe
« caractéristique des toucheurs de rate. » —
« Il me fit voir, en effet, à la région lom-
« baire, du côté gauche, une petite tache
« pigmentaire.

« L'opération s'exécute en malaxant l'hy-
« pocondre gauche, quelquefois l'hypocon-
« dre droit, ce qui n'enlève rien à l'efficacité
« du remède ; mais ce qui pourrait attirer
« l'attention, au point de vue de l'origine
« de la pratique, c'est que ces gens opèrent
« le plus souvent dans les affections où la
« rate augmente de volume : dans les fièvres
« palustres, par exemple.

« Un grand remède, pour combattre le
« délire et la fièvre : c'est d'appliquer des
« morceaux de guimauve sur les radiales et
« des feuilles de plantes diverses sur la tête.
« Ce moyen curatif se transmet dans les fa-
« milles, au sein desquelles il acquiert beau-
« coup de réputation. Il y a quelque temps,
« je donnais mes soins à un jeune homme de
« vingt-deux ans atteint de fièvre typhoïde à
« forme ataxique; un matin je trouvai ce
« malheureux comme lié avec des brins de
« laine : il en avait aux pieds et aux mains;
« sous les liens étaient plusieurs petits mor-
« ceaux de racine de guimauve soigneuse-
« ment taillés et appliqués à plat au niveau
« des articulations. Son bonnet solidement
« enfoncé jusqu'aux yeux, roide comme s'il
« eût été cartonné, se gonflait sur les feuilles
« de bouillon-blanc qu'il contenait.

« Ces remèdes et ces moyens sont ordi-
« nairement mis en usage pour les adultes.
« Mais la médication des enfants varie à l'in-

« fini et il serait fastidieux d'en décrire ici
« toutes les formes. Une des plus remarqua-
« bles et des plus communes tout à la fois
« est celle qui est dirigée contre le carreau.

« *Panser le carreau* est toute une cérémonie
« dans un village. Une mère se désole parce
« que son nourrisson a des coliques, et
« qu'elle lui trouve le ventre dur. Aussitôt
« les voisines arrivent, on examine l'enfant
« et l'on déclare qu'il a le carreau ; on attend
« la nuit, puis ces bonnes femmes allument
« un cierge ou deux, et font des prières.
« Elles trempent leur pouce dans l'eau bénite
« et tracent des croix sur l'abdomen de l'en-
« fant. Elles le font passer trois fois dans un
« cercle d'osier ; ou bien, si c'est possible,
« une d'entre elles va à l'église voisine, dé-
« tache un carreau et s'en vient l'appliquer
« sur le ventre de l'enfant, certaine cette fois
« que la guérison ne fera pas défaut. La
« médication se termine lorsque le soleil se
« lève.

« Après une cérémonie pareille, ces mê-
« mes bonnes femmes se rendent auprès d'un
« autre enfant pour lui *relever l'aiguille du*
« *cœur*. Je ne me suis pas encore rendu bien
« compte de ce qu'elles entendent par *aiguille*
« ou *garde du cœur abattue*. Seulement j'ai vu
« des enfants atteints d'indigestion ou d'en-
« térite aiguë que les mères avaient soumis
« à ce traitement, et dans *tous les cas* la
« santé se rétablit.

« Depuis cinq jours je soignais un enfant
« qui avait un abcès simple sur la nuque.
« Hier je suis allé le voir, et la nourrice m'a
« dit qu'on était allé chercher la *Polonaise*.
« Ce pauvre petit avait la tête ouverte de
« *quatre travers* de doigts. J'avoue que je ne
« m'en étais pas aperçu; mais la Polonaise
« mit tout en place. »

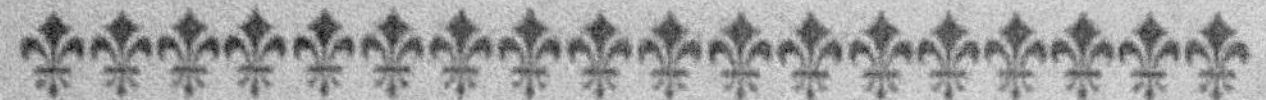

CHAPITRE XII

L'APOTHICAIRE

Le Pharmacien de la rue des Lombards. — L'Apo-
thicairerie se meurt! — Une larme à M. Purgon.
— La Réclame. — Le *Bottin* de l'an 1691. —
M. de Blégny fils, apothicaire ordinaire du Roy.

L E *Pharmacien de la rue des Lombards*
était, il n'y a pas longtemps encore,
une variété parasite de l'espèce; aujourd'hui,
presque tous les apothicaires sont plus ou
moins trafiquants, s'ils ne sont pas encore
épiciers, et doivent être rangés sous l'enseigne du PILON D'ARGENT ou du MORTIER
D'OR.

User pendant dix ans ses fonds de culottes sur les bancs d'un collège et pendant six ans les manches de sa veste dans les laboratoires d'une faculté; dépenser beaucoup d'argent et subir des examens difficiles, tout cela pour s'éveiller, un beau matin, simple boutiquier!

Avouez que nul autre jeu n'en vaut moins la chandelle.

*
* *

Voici comment l'apothicaire en est arrivé là :

Jadis il fallait au pharmacien une vaste officine et de nombreux magasins pour contenir tout l'arsenal de la thérapeutique; il lui fallait — sans compter un réel savoir — un grand laboratoire encombré de fourneaux, de cornues, d'alambics pour exécuter les interminables formules des médecins.

Aujourd'hui tout le droguier pourrait se réduire à quelques substances : un flacon de sulfate de magnésie, quelques grammes de tartre stibié et d'opium, un peu de sulfate de quinine et... c'est tout.

M. Purgon est mort, M. Fleurant n'a pas pu lui survivre, et le type burlesque du polypharmayeux a disparu. C'est commettre un anachronisme que dire :

> *Quam bella chosa est et bene trovata,*
> *Medecina illa benedicta,*
> *Quæ, sua nomine solo,*
> *Surprenanti miraculo,*
> *Depuis si longo tempore,*
> *Facit à gogo vivere*
> *Tant de gens omni genere...*

Les apothicaires ne sont plus de ces gens-là.

* *

Et je ne vous dis rien de tous ces systèmes et de toutes ces méthodes : l'Électricité, l'Hydrothérapie, l'Homœopathie, la Médecine chimique, le Traitement végétal, la Méthode Raspail... qui sont venus tour à tour frapper à

la porte du temple d'Esculape, au grand regret de MM. les pharmacopoles, et pour la
plus grande confusion de la Médecine, de la
vraie, de la bonne Médecine, de celle qui avait
tout le respect de M. Argan.

*
* *

Pendant ce temps, que devenait la pharmacie avec ses vieux bocaux vides, avec ses
mortiers et ses étamines? La pharmacie se
mourait !

Ajoutez à cela que les herboristes et les
épiciers, les confiseurs et les parfumeurs, les
médecins même se sont ingérés de fabriquer
et de vendre des drogues, et vous direz : La
pharmacie est morte!

*
* *

Devant la tombe de M. Purgon, les pharmaciens n'avaient qu'à pleurer des larmes de

regret! Mais devant l'envahissement des parasites de toutes sortes dans le pauvre domaine qui leur restait, ils devaient, à leur tour, devenir parasites.

L'herboriste, l'épicier, le confiseur, le parumeur, le médecin s'étant faits apothicaires, l'apothicaire est devenu herboriste, épicier, confiseur, parfumeur et médecin.

C'est à ce dernier titre que notre lanterne magique doit de vous montrer sa silhouette.

*
* *

Le pharmacien, surtout dans les villages, est le médecin ordinaire des enfants. — Il semble que la vie de ces petites créatures y est en moins haut prix que celle des grandes. Un conseil de l'apothicaire est estimé bien suffisant.

Et quand on se décide — après bien des hésitations et des calculs — à appeler l'officier de santé, le plus souvent il est trop tard.

Tout le monde se souvient encore, à
M..., d'un pharmacien que ses exploits
avaient fait baptiser du nom de Hérode II.

*
* *

Le pharmacien — l'élève en pharmacie
même, quand le maître est absent — est encore le guérisseur obligé des jeunes gens...
imprudents.

— Qu'avez-vous à reprendre à cela, me
dit-on ; l'apothicaire fait-il payer ses conseils ?

— Non, certes. Mais voici comment se
passent les choses :

Un jeune homme entre tout timidement
dans une pharmacie ;... il est atteint, à certain endroit de sa personne, d'une légère
écorchure...

— Diable ! diable ! s'écrie le pharmacopole,
après examen, il faut soigner ça, sans retard,
énergiquement ; c'est grave.

Péroraison : 200 pilules de protoiodure de mercure, 1 litre de sirop dépuratif ioduré, pommade pour pansements, vin aromatique pour lavage... Total : 25 francs; bénéfice net : 20 francs.

**

J'ai connu de par le monde — comme dit Brantôme — un pharmacien qui contrôlait toutes les ordonnances qu'on lui apportait pour être exécutées, et finalement donnait au malade non pas le médicament prescrit par le médecin, mais celui qu'il prescrivait lui-même.— Et cela, bien entendu, pour son plus grand bénéfice, sinon à sa plus grande honnêteté.

**

Je voudrais bien vous dire un mot de certaines associations entre médecin et pharmacien, et comment il se fait que telle formule écrite en chiffres conventionnels ne peut être préparée que par telle officine qui, seule, a la clef de cette cryptographie ;

Je voudrais aussi lever un coin de la portière qui cache le cabinet du docteur installé derrière l'officine, et vous dire la vérité à propos des consultations *gratuites* qui s'y donnent ;

Je voudrais... Mais pourquoi tant fustiger ces pauvres pharmacopoles ?

Parlons un peu de cet envahissant... trafic qu'on appelle la Spécialité.

****

Il ne faudrait pas croire que la spécialité est née d'hier, et que l'art de se faire de bonnes rentes par l'annonce et la réclame ait été inventé par Girodeau (de Saint-Gervais) et le docteur Mimi Véron.

Dans son *Livre commode des adresses de*

Paris, etc. — Almanach Bottin de l'an 1691,
— Abraham du Pradel nous renseigne à l'endroit des spécialistes de son temps, en termes
qui peuvent supporter la comparaison avec
les auteurs des plus redondantes annonces
pharmaceutiques de nos jours.

Le chapitre, au reste, est si curieux que je
ne puis résister au plaisir d'en transcrire
quelques lignes :

« M. ROUVIÈRE vend une eau vulnéraire
qui est d'un très grand effet dans les plaies
d'arquebusade, *rue Saint-Honoré,* près Saint-
Roch — *où il a une boutique d'une propreté
extraordinaire.*

« M. de BLÉGNY fils, apothicaire ordinaire
du Roy, sur le *quay de Nesle,* au coin de la *rue
Guénégaud.*

« C'est le SEUL artiste à qui les descendants du signor Hieronimo de Ferranti, inventeur de l'orviétan, ayent communiqué le
secret original.

« Il dispense aussi tous les remèdes achetés

et publiés par ordre du roi, une conserve et
une liqueur pour la guérison des phthisiques
et des pulmoniques, une ptisane philtrée pour
purger doucement et agréablement la bile, la
pituite, et généralement toutes les super-
fluités.

« Une eau vulnéraire qui guérit le scorbut
et les ulcères de la gorge... Une eau anodine
qui apaise avec une promptitude surprenante
les douleurs des dents... Une liqueur de Jou-
vence qui rectifie les constitutions vicieuses,
qui désopile les viscères obstrués, qui corrige
les défauts de la digestion, qui guérit RADI-
CALEMENT le vertigo, la migraine et les vapeurs, qui règle les excréments, en un mot
qui rajeunit comme une espèce d'eau de Jou-
vence...

« Les eaux d'Ange, de Cordoue, d'Ama-
ranthe, de fleurs d'oranger, de thym et
généralement les eaux odoriférantes et médi-
cinales qui servent aux cassolettes philoso-
phiques pour parfumer et désinfecter les

chambres et pour guérir les maladies par sympathie, etc., etc.

« Tous ces remèdes sont distribués dans des bouteilles et boîtes cachetées sur lesquelles on fait coller l'imprimé qui enseigne leurs vertus et leurs usages.

« Une personne solvable, qui enseigne la vertu de ces remèdes, s'oblige, quand on le veut, d'en payer la valeur en l'acquit des malades en cas qu'ils ne guérissent pas, pourvu qu'ils conviennent de les payer au double pour une parfaite guérison.

*
* *

Nos Guérisseurs puffistes n'ont rien inventé — pas même la Guérison a forfait. — M. de Blégny fils avait atteint le beau idéal du genre.

*
* *

Mais, si depuis l'apothicaire ordinaire du Roy, la réclame pharmaceutique n'a point fait de progrès en sa littérature abracadabrante, supernaturelle, elle s'est singulièrement généralisée, pour les raisons que j'ai dites plus haut; et je pose en fait que les quatre cinquièmes des pharmaciens de Paris ne vivent aujourd'hui que par leurs spécialités.

Voyez à la quatrième page des journaux et sur tous les murs de Paris, voyez dans les bureaux d'omnibus, dans les estaminets et jusque dans ces kiosques qui…, partout sont placardées des affiches annonçant en termes pompeux un nouveau remède infaillible.

Ici c'est un Rob *qui, se mêlant à la masse du sang, en chasse radicalement tous les principes viciés;* là ce sont des *Pilules guérissant toutes les affections nerveuses;* plus loin c'est un *Élixir souverain contre la goutte, les rhumatismes, etc.,* plus loin encore des *Dragées qui triomphent des maladies les plus invétérées.*

Tel puffiste se recommande par un rapport de l'Académie sur son spécifique, se gardant bien de dire en quels termes est rédigé ce rapport : tel autre parce qu'il traite à forfait — comme M. de Blégny fils...

** **

Ce monde est une grande foire, a dit Voltaire : chaque polichinelle cherche à s'attirer la foule ; chacun enchérit sur son voisin.

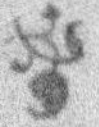

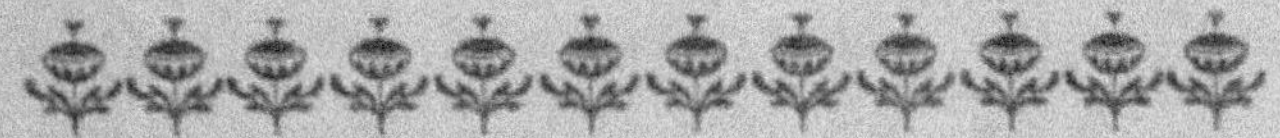

CHAPITRE XIII

L'HERBORISTE

Monsieur l'Herboriste! — Un examen d'Herboriste. — Une scène de M. de Pourceaugnac. —
Une banquette mystérieuse.

CE n'est qu'à Paris et dans quelques très
grandes villes que se rencontre l'herboriste parasite du médecin, l'herboriste guérisseur; celui dont vous allez avoir l'honneur
de faire la connaissance.

*
* *

L'herboriste a deux faces — tout comme
Janus : — celle du matin et celle du soir.

Le matin, on le voit en bras de chemise,
en tablier bleu, et le pilon de fer entre les
mains, pulvérisant quelque substance; puis
balayant, nettoyant, « faisant » sa boutique.
A cette heure, il est l'homme de peine de
celui que vous allez voir paraître tout à
l'heure sur le pas de sa porte, vêtu d'une re-
dingote noire, et cravaté de blanc, — j'en
connais!

* * *

L'herboriste est une demi-autorité dans le
quartier qui le possède. Il connaît tout le
monde, il est au mieux avec tout le monde;
instruit de tout et de bien d'autres choses
encore. Mais il n'en fait pas gorges chaudes
comme son voisin le barbier. Par état, il
n'est pas du tout cancanier : il ne sait
qu'écouter avec complaisance et sourire d'un
petit air mystérieux.

C'est un très habile homme enfin que

notre herboriste, et qui, mieux que les héros
de la réclame, possède l'art d'attirer le client.

* *

Quand je dis client, je n'entends pas parler
de celui qui lui achète un cornet de fleurs
de violettes ou deux paquets de chiendent,
allons donc! l'herboriste fut-il jamais marchand d'herbes, si ce n'est par occasion?
Il est avant tout médecin, et il n'étale son
enseigne que pour indiquer les substances
qu'il emploie dans sa pratique.

* *

Pour un bobo, pour une indisposition,
lorsque l'on croit que n'est point indispensable
la consultation d'un médecin — qu'il faudrait
payer — on va demander un conseil au pharmacien, mais plus souvent encore à l'herboriste.

— Le premier, avec ses boulettes décorées du nom de pilules, ses potions composées on ne sait trop de quoi, inspire toujours un peu de défiance; parlez-moi du second, qui vous fait une bonne purgation, une bonne tisane, avec des simples connus de tous. Et puis, celui-ci est si bon garçon! Il devine si bien ce que vous avez! il est si savant! — J'ai presque envie de dire qu'il y a plaisir d'être son malade.

*
* *

Il est si savant! et comme preuve, c'est le moment d'étaler ses titres, — car l'herboriste a des titres, palsambleu! — il a subi un examen devant Messieurs de l'École de Pharmacie, et possède un diplôme.

Voulez-vous assister à un de ces examens? Écoutez la scène suivante qu'on m'a contée et qui peut servir de prototype à toutes les scènes du même genre.

Un jeune candidat est sur la sellette; le professeur lui présente une plante.

Le professeur. — Monsieur, voudriez-vous me dire le nom de cette plante?

Le candidat. — .....

Le professeur. — De quel genre est-elle?... à quelle famille appartient-elle?

Le candidat. — .....

Le professeur. — Voyons, monsieur, ne vous troublez pas!... Vous connaissez cette plante, certainement... Vous en usez même.

Le candidat. — Ah!...

Le professeur. — Allons, vous y êtes... Quand je vous dis que vous en usez, que vous en usez tous les jours, plusieurs fois par jour...

Le candidat. — Alors ce doit être de l'absinthe.

Le professeur. — Ah! malheureux... Deux vices! je ne songeais qu'à un. La plante que je vous présente est du tabac.

Après cette triomphante épreuve fut prononcé le *Dignus est*...

*
* *

— Un ami qui regarde indiscrètement
courir ma plume m'affirme que le héros de
cette petite anecdote était candidat au bacca-
lauréat ès sciences.

C'est peut-être vrai.

Revenons à notre herboriste, à notre « docteur en herbes » de par la Faculté; de par
son bon plaisir docteur en médecine.

*
* *

Où l'herboriste est digne, je veux dire
vraiment Lui, c'est lorsqu'il donne une consultation *sérieuse :* sur une maladie des voies
urinaires, par exemple; — les maladies des
voies urinaires sont une des spécialités de
l'herboriste.

Si vous voulez l'entendre, ouvrez Molière,
cherchez en la comédie de M. de *Pourceau-*

gnac, et lisez tout entière la scène XI du
Ier acte, cette scène si plaisante, d'un comique
si irrésistible dans laquelle deux médecins
vrais, examinant leur faux malade, luttent de
sottise, tandis que, avec leurs grands mots
techniques, sonnants, redondants et assai-
sonnés de latin... de médecine semblent,
au pauvre diable qui les écoute, ahuri, lutter
de science.

Eh bien ! Monsieur l'Herboriste, en l'exercice de ses graves fonctions, les vaut à lui
seul tous les deux.

** **

Au reste, et il convient de le noter, notre
homme s'éloigne rarement des plantes médi-
cinales que la loi l'autorise à vendre et
sa médecine est, pour cette raison, peu dangereuse, si elle n'est point efficace ; c'est
presque la médecine des bonnes femmes : une
tisane des quatre fruits ou de fleurs pecto-

rales, une tisane rafraîchissante, un purgatif composé de café, de manne et de séné.

— Avant toute chose, le purgatif. Le purgatif est le grand cheval de bataille de l'herboriste — puis quelques autres médicaments aussi inoffensifs, et c'est tout.

C'est tout, mais c'est bien assez, il me semble, non seulement d'ordonner, de son autorité privée, des médicaments aux malades, mais encore de préparer ces médicaments, et de faire, de cette façon, payer 2 ou 3 francs, ce qu'il aurait dû vendre 2 ou 3 sous.

***

Il est une classe d'herboristes autrement nuisible que celle dont je viens de crayonner la physiologie. Celle-ci fait de la pharmacie autant et plus que les pharmaciens : elle est en révolte ouverte avec la loi.

Aussi, que de ruses pour cacher son commerce illicite!

J'ai connu un de ces guérisseurs qui avait caché ses médicaments dans une banquette de sa boutique, et lorsque, en leur tournée d'inspection, messieurs de la Faculté arrivaient chez notre homme, celui-ci ne manquait jamais de leur indiquer de la main la fameuse banquette,... en les priant de vouloir bien s'asseoir.

***

Aussi notre herboriste, à la fois apothicaire et médecin, au lieu de rester tout bêtement herboriste, s'est-il amassé de bonnes petites rentes.

CHAPITRE XIV

LA SAGE-FEMME

Le Roman de Flore. — Comment on devient Sage-femme. — Sage-femme et femme peu sage. — Plusieurs variétés de Sages-femmes. — L'Accoucheuse qui n'accouche pas. — La Commère. — Les couches de Mlle de La Vallière.

FLORE était, à seize ans, une toute jolie et gracieuse jeune fille. Corsetière, apprentie de sa mère, elle était déjà très habile.

La mère était fière de sa fille ; la fille vivait dans la paix de sa mère, lorsque sous le toit où se dérobait cette tranquille et chaste existence, vint nicher un jeune homme...

Or, le jeune homme était charmant, Flore était fille d'Ève... Vous devinez ce qu'il advint...

* *

Dès lors, la vie de la pauvrette tourna comme l'aile d'un moulin à tous les vents de la fortune. Aujourd'hui cachant ses mains mignonnes dans un manchon de zibeline et le lendemain réchauffant à son souffle ses doigts glacés.

Un jour, je la trouvai dans un théâtre de banlieue : elle y jouait les ingénues, — de souvenir.

Quelque temps après, je la vis trônant, je ne sais par quel caprice, dans un cabinet de lecture.

L'année suivante elle fut rencontrée à Bade, devant le tapis vert.

*
* *

Depuis, un bien long temps s'était écoulé, lorsque, passant par la rue G..., je lus cette enseigne :

Mlle FLORE X...., CORSETIÈRE.

— ORTHOPÉDIE —

Commission. — Exportation.

J'entrai... C'était bien elle ! c'était Flore, Flore avec deux rides au front et un bébé, juché près d'elle sur une haute chaise, Flore repentante qui, après une escapade de dix années, était revenue auprès de sa mère, et avait repris son ancien métier et la direction de la maison.

On aurait pu croire qu'elle allait en rester là ; qu'elle avait écrit le mot FIN au bas de son *décaméron*. Point du tout.

Sur son enseigne, notre héroïne avait écrit
ce mot — ambitieux pour une corsetière : —
ORTHOPÉDIE ; et dans sa vitrine, elle avait
exposé des ceintures hypogastriques et autres
objets de même usage.

Cette circonstance amena une nouvelle
métamorphose :

Un vieux docteur du quartier — veuf à
demi — s'arrêtait, à chaque fois qu'il passait
dans la rue G..., devant la boutique de Flore ;
il s'arrêtait pour examiner un peu les con-
fections orthopédiques et aussi un peu la
confectionneuse.

Un jour le docteur entra pour commander
une ceinture. Le lendemain il alla demander
un renseignement. Le surlendemain... Mais
ce qui se passe derrière le rideau du petit
salon qui touche aux boutiques des ortho-
pédistes ne nous regarde pas.

Décidément Flore n'était point convertie.
Pour la seconde fois elle abandonna son
aiguille...

Je tourne vitement quelques feuillets pour
arriver à l'épilogue :

*
* *

La « toute jolie et gracieuse » jeune fille
d'autrefois a trois enfants et de nombreuses
rides ; elle habite un petit village aux environs de Paris, et sur la porte de la pauvre
maison qui l'abrite on voit un tableau représentant une femme tenant un enfant entre
ses bras. Au-dessous on lit :

MADAME FLORE X...

ACCOUCHEUSE JURÉE DE LA FACULTÉ DE PARIS

Reçoit des Pensionnaires.

*
* *

La profession de sage-femme est un des
ports vers lesquels aspire la vierge folle, lorsqu'elle atteint l'âge des femmes qu'aimait

Balzac, dès qu'elle s'aperçoit qu'un malen-
contreux fil d'argent s'est glissé dans ses
cheveux.

Surtout la vierge folle qui compte un *ca-
rabin* au nombre de ses folies, l'*étudiante* qui
eut Bullier pour théâtre de ses premiers exploits. Elle était très ferrée de son temps sur
l'argot médical; elle a joué plus d'une fois
avec le squelette que son Arthur délaissait
dans un coin, agité du punch avec un tibia,
bu dans un occiput!

— Mon apprentissage est fait, se dit-elle,
et il ne sera pas malin à moi de subir des
examens. Et puis, je retrouverai mon Arthur ou mon Eugène, ou mon Henri, etc.,
établi médecin quelque part et il ne refusera
point de protéger les premiers pas de sa
Nini!

Et la Nini va se faire inscrire à la Mater-
nité, suit les cours d'accouchement et deux
ou trois ans après est proclamée MAÎTRESSE-
SAGE-FEMME.

On dit que Nini se souvient parfois de son
éphémère mais toute souriante vie du quartier latin ; que, nommée sage-femme, elle n'est
pas toujours femme très sage et qu'il lui arrive encore de faire sauter par-dessus les
moulins son bonnet de docteur en accouche-
ments, comme jadis son bonnet de dentelles.

* *

Il faut compter plusieurs variétés dans la
gent accoucheuse : il y a les accoucheuses
qui accouchent, les accoucheuses qui accouchent aussi, mais qui, en outre, saignent, vaccinent, etc., enfin les accoucheuses qui n'accouchent pas.

* *

Les premières exercent leur petit métier
sans s'écarter en rien des attributions que
leur confère leur diplôme. Ce sont celles qui

se nomment encore *accoucheuses jurées*, celles qui pour enseigne ont une main ouverte au milieu de laquelle figure un œil et qui reçoivent des pensionnaires à quarante-cinq francs pour les neuf jours qui précèdent et suivent la délivrance.

Ce sont les dernières accoucheuses du naïf vieux temps.

Les secondes accouchent quand l'occasion s'en présente, par tradition, par habitude. Mais leur profession n'est pas seulement de délivrer les femmes. Elles vaccinent, elles saignent et... font autre chose qu'il ne m'appartient pas de dire, — mais que vous devinez.

*
*　*

J'avais cru jusqu'aujourd'hui que toute accoucheuse faisait métier d'accoucher, et qu'il leur était défendu de par la loi d'empiéter sur le domaine de la médecine.

Mais je me trompais, sans doute, comme je me trompais en me figurant que tout herboriste ne peut être que marchand d'herbes. Il est des accoucheuses qui n'accouchent pas.

Celles-ci traitent les maladies des femmes.

***

Les accoucheuses de cette variété sont les reines de la réclame : quatrième page des grands formats, entrefilet dans le corps d'une chronique, elles usent de tous les moyens.

Un jour, des affiches, posées sur les murs de Paris, annoncent l'apparition d'un ouvrage — in-8° — sur les maladies des femmes, par M*me* M... *En vente chez l'auteur, rue..., n°...* Et le lendemain, on lit le compte rendu de cet important travail dans trois ou quatre feuilles incorruptibles.

Il est encore une sorte de réclame, fort usitée chez ces dames, rappelant un peu le *truc* que nous avons fait connaître en parlant du magnétiseur, et qui ne manque pas de drôlerie :

Une personne va frapper à la porte de Mme M... Elle est introduite dans un salon et priée d'attendre, en compagnie de trois ou quatre autres clientes, que vienne son tour d'être admise dans le cabinet de consultations.

Notre personne ouvre un album, en manière de passe-temps. Mais bientôt sa curiosité est détournée par la conversation de deux dames, ses voisines.

— ... Vraiment? exclame l'une d'elles.

— Je vous l'assure. Depuis longtemps je m'étais confiée aux soins de monsieur un tel (toujours une notoriété médicale), et aucune amélioration ne survenait. Je désespérais de ma guérison, lorsque je ne sais quelle providence me conduisit ici. Il y a deux mois à peine que j'ai commencé le traitement de Mme M..., et je ressens déjà un très grand soulagement. Encore quelques jours et ma maladie ne sera plus, j'en suis certaine, qu'un mauvais souvenir.

— Vous me rendez la vie, madame.

— Oh! je pourrais vous citer des cures plus miraculeuses encore que n'est la mienne! ainsi... (et la liste des cures miraculeuses).

Et notre personne, qui a fermé l'album, écarquille les yeux, tend le visage, écoute, attentive, émerveillée, déjà se croit guérie.

*
* *

Et comment voulez-vous qu'elle n'acquiesce pas ensuite à toutes les conditions qui lui seront imposées? Qu'elle ne consente pas à subir un traitement de six mois, à raison de

trois cents francs par mois et qu'elle se refuse à payer d'avance ?

Car telles sont les conditions de notre docteur enjuponné.

*
* *

Un mot encore et je prends congé des accoucheuses.

Jusqu'au règne de Louis XIV, l'art obsté-
trical avait été généralement pratiqué par les
femmes ; rarement avait-on recours au chirurgien (lisez le curieux fabliau qui a pour
titre *la Saineresse*). Si elles ont perdu ce mo-
nopole, c'est un peu à elles-mêmes qu'elles
doivent le reprocher :

Mlle de La Vallière était enceinte. C'était
un secret, un grand secret... de Polichinelle,
et la pauvre violette, comme l'appelle Mme de
Sévigné, se cachait, toute honteuse, derrière
ses courtines ambrées.

Madame ayant manifesté le désir de voir

sa fille d'honneur, qu'une indisposition, lui avait-on dit, retenait loin d'elle, Louise de La Vallière préféra la mort à la honte et tenta de s'asphyxier avec des tubéreuses.

Le parfum de ces fleurs, que l'on croyait mortel pour les femmes grosses, épargna la future enfant du Carmel. Sa grossesse échappa aux regards de sa maîtresse — et rivale, a-t-on dit.

Mais le jour critique approchait ; il fallait songer aux préparatifs de la délivrance, quérir une accoucheuse...

... Une accoucheuse, grand Dieu ! Une femme !... Et le secret !

> Rien ne pèse tant qu'un secret ;
> Le porter loin est difficile aux dames.

Non, non, pas de femme ! Toute la cour, et bientôt la ville, sauraient que Mlle de La Vallière est mère.

Julien Clément fut appelé.

Alors on inventa le mot *Accoucheur,* et

bientôt disparut le préjugé, ou mieux le scru-
pule très délicat, qui voulait qu'à la femme
seule fût confiée la délivrance des femmes
grosses.

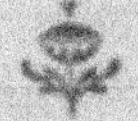

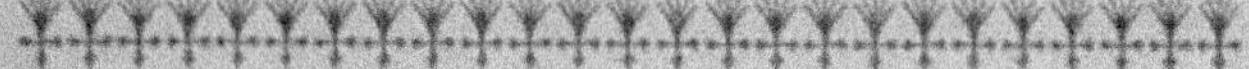

CHAPITRE XV

LES INFINIMENT PETITS DOCTEURS

Le Dentiste. — L'Oculiste. — Le Bandagiste et la Corsetière. — Le Pédicure. — La Garde-malade. — Barbier, Coiffeur et Parfumeur.

LE DENTISTE

Dents *osanores; dents végétales; incorruptibles, inaltérables; dents montées sur pivot d'argent, sur pivot de platine; dents à 20 francs; dents à 10 francs; dents à 5 francs...*

Prenez ma dent!

Extraction sans douleur!
Révolution dans l'art dentaire : n'arrachez pas, guérissez...!

*Eau calmante; onguent souverain; baume in-
faillible, astringent, fortifiant universel... 100 fr.
mon eau! 50 francs mon onguent! Cent sous mon
baume!...*

Prenez mon baume!

Quelle fécondité!

Le dentiste a toujours été maître en l'art
du boniment.

* *

Ce qui me contrarie fort, toutefois, c'est
que le dentiste — pour faire comme les autres
charlatans — s'est guindé, tiré à quatre, à
vingt épingles.

Il ne débite plus lui-même sa harangue, en
veste d'arlequin et du haut d'un tréteau. Il
s'habille comme tout le monde, arrache les
dents chez lui et fait conter ses hâbleries à
2 francs la ligne dans une chronique, à 50 cen-
times à la quatrième page des grandes feuilles,
à tant par mètre sur les murs.

Quelques-uns font des rapports aux académies et publient des brochures, voire des volumes... Dieu me pardonne! — Cela s'appelle *l'Art dentaire, Prothèse dentaire, Nouvelle prothèse, Dentomancie, Buccomancie, la Bouche humaine,* etc., avec portrait de l'auteur et autographe.

En vérité, il y a de quoi rire d'un pied en carré.

** **

L'autre jour, je vais chez un de ces infiniment petits médecins. On me fait entrer dans un salon, et l'on me prie d'attendre.

J'attends. Dix minutes se passent, puis un quart d'heure, une demi-heure... Impatienté, je tourne le bouton d'une porte et me trouve en face d'un monsieur étendu dans un fauteuil et lisant un journal.

— Arrache-t-on les dents ici?

— Monsieur, donnez-vous la peine de...

C'était l'homme, l'arracheur de dents qui, posant en prince de la science, me faisait faire antichambre.

A-t-on jamais vu !

*
* *

L'OCULISTE

Doit-on être muni d'un diplôme pour exercer le métier d'oculiste? oui certainement, de par la loi.

Et cependant ils sont oculistes tous ces marchands de lunettes, lorgnons, pince-nez — juifs pour la plupart — qui ont boutique sur la rue ou boutique en plein vent.

Ainsi, au passage D..., un opticien a, sans plus de vergogne, étalé son enseigne de guérisseur : c'est une figure de cire sur laquelle sont représentées toutes les affections des yeux ; figure ignoble à voir, dégoûtante, à laquelle ne peuvent être comparées que celles dont un docteur (?) salit depuis quelque temps les murs et les portes d'entrée du quartier Saint-Germain. — Je ne comprends pas que soient tolérées de pareilles exhibitions (1).

Sur le boulevard S...-M..., un autre marchand de pince-nez et qui par la même occasion vend de la porcelaine ébréchée et de vieux souliers, des perroquets empaillés et des serpents dans l'eau-de-vie, des lots de cannes et des chaînes de sûreté a, au-dessus de sa porte, appendu cette pancarte :

CONSULTATIONS

Pour les maladies des yeux.

Suivie de considérations *ex-professo* sur l'oculistique.

---

(1) Je venais d'écrire ces lignes, quand j'ai appris par le *Médecin praticien* que ce docteur n'est point docteur, qu'il ne sait ni lire ni écrire ; qu'il est poursuivi et que ses boutiques sur la rue à enseignes révoltantes sont fermées.

***

Les maladies des yeux sont une branche fort exploitée par les prêtres. Je connais à Paris seulement une demi-douzaine de ces oculistes pour rire.

Il y a quelque temps, une personne se présentait chez l'un d'eux, celui dont j'ai parlé dans un chapitre précédent.

— Monsieur l'abbé, lui dit-elle, je viens faire appel à votre savoir qu'on m'a vanté.

— Vous êtes trop bon, monsieur..., voyons, de quoi s'agit-il ? (il examine). Sainte Vierge, c'est grave !... Vous avez sans doute été soigné déjà ?

— Oui, par messieurs tel et tel.

Un sourire légèrement ironique effleure les lèvres lippues de l'abbé.

— Que pensez-vous de ma maladie ? monsieur l'abbé.

— C'est très grave, je vous le répète ; mais nous vous guérirons.

— Et pourriez-vous, monsieur, me dire d'avance quel sera le chiffre de vos honoraires?

— A Dieu ne plaise! que je vous demande des sommes folles comme monsieur tel ou tel... cependant je serai obligé de vous consacrer tous mes soins, de vous voir tous les jours... Vous devriez prendre un abonnement de six mois.

— Et le prix de cet abonnement?

— Trois mille francs... la moitié payée d'avance.

J'ai rencontré, il y a quelques jours, la pauvre dupe. Ses yeux sont plus malades que jamais, car il pleure sans cesse ses quinze cents francs extorqués à sa naïveté.

*
* *

Mais il paraît que la guérison des maladies des yeux fut de tout temps comme une grâce d'état accordée à messieurs du petit collet.

Ainsi je lis dans un bouquin qui porte le millésime de 1739 :

« Qu'est-ce donc que cet abbé Candide qui court le royaume, pratiquant sur les yeux toutes les opérations chirurgicales? »

Et dans les *Mémoires secrets*, à la date de 1770 :

« L'abbé D..., qui jouissait d'une honnête cure, l'a quittée pour venir à Paris traiter les maladies des yeux avec une liqueur qu'il appelle le *Baume de sa grand'maman.*

* *

BANDAGISTE ET CORSETIÈRE

On rencontre habituellement sous le même toit l'herboriste et la sage-femme.

De même, et avec bien plus de raison, en vérité, bandagiste et corsetière doivent se chercher, s'attirer, s'unir !

Le bandagiste refait des jambes et des

bras, la corsetière fabrique des hanches et des épaules; celle-ci des corsets, celui-là des bas élastiques et des bandages. Tous deux sont brevetés pour confectionner du faux en caoutchouc, du trompe-l'œil en fil de fer.

L'un et l'autre se mêlent de faire de la médecine : le premier en s'occupant de la guérison radicale des hernies — avec ou sans topique — la seconde en préconisant ses buscs magnétiques, hygiéniques, etc. Tous deux en donnant des consultations sur tout ce qui ne concerne pas leur état.

*
* *

P. S. Je ferai, à propos des bandagistes, la même réflexion que plus haut, à propos des oculistes, et je demanderai pourquoi la police permet l'exhibition de toutes les choses vilaines que ces messieurs et ces dames étalent dans leurs vitrines.

*
* *

LE PÉDICURE

A tous les coins de rue, à chaque pas on se heurte à l'un de ces infiniment petits médicastres, guérisseurs de cors, œils de perdrix, durillons...

Celui-ci a pris pour enseigne :

LE PÉDICURE OBSERVATEUR

1er OPÉRATEUR

Par théorie et par pratique.

Cet autre,

*

EXTIRPE LES CORS SANS DOULEURS *(sic)*

ou

les fond par le Corcora.

Un troisième se pose comme

EX-CHEF

DE L'ÉCOLE SPÉCIALE DE MONTPELLIER (??).

Mais, quoique fier de son titre, il

ACCEPTE L'AIDE DES MÉDECINS
en cas d'opération difficile.

Un quatrième, plus étonnant encore —
car ici c'est comme chez Nicollet — un quatrième, Lartaud, est tout simplement

CHIRURGIEN-PÉDICURE

DE L'EMPEREUR DU MAROC.

Chacun de ces messieurs

Reçoit en son cabinet
et
Va-t-en ville.

*
* *

LA GARDE-MALADE

Toute garde-malade est un peu médecin. On ne frotte pas continuellement sa jupe à la robe doctorale sans modeler un peu cette jupe sur les plis de cette robe; on ne voit pas sans cesse tâter le pouls sans apprendre en quel endroit se trouve ce pouls et quel secret il peut cacher; on n'assiste pas tous les jours à une même comédie sans finir par en savoir les rôles par cœur.

— Quand elle le voudra, la garde-malade n'aura qu'à dégrafer son tablier à bavette pour être un parfait docteur.

Jusqu'aujourd'hui elle n'a osé empiéter que sur les attributions de l'apothicaire — de l'apothicaire au temps de Molière.

Un jour que vous serez tracassé par quelque idée noire, ouvrez le deuxième volume des *Causes amusantes*, à la page 66, et lisez le mémoire de Mᵉ Groffley, avocat à Troyes,

« Pour une garde-malade qui attaquait en
« justice un chanoine, à cette fin qu'il fût
« condamné à lui payer la somme de cent
« cinquante livres, tant pour lui avoir mis
« en place douze cents lavements en l'espace
« de deux ans, que pour avoir fourni la se-
« ringue et le canon. »

* *

LE BARBIER; LE PARFUMEUR; LE COIFFEUR

Les barbiers — il y a de cela longtemps — formaient deux corps de métiers diffé- rents : l'un qui maniait le rasoir, l'autre qui se servait également du rasoir et de la lan- cette. Chacun d'eux avait ses institutions particulières, ses prérogatives, sa couleur : le premier se faisait reconnaître par le bleu, et par le rouge, le second.

Dans bien des villages, la boutique du barbier étale encore à l'extérieur la couleur bleue distinctive. Mais par tradition seulement, car, en soit loué le Ciel, nous n'avons plus, du moins je le crois, de barbier chirurgien.

En revanche, nous avons le coiffeur et le parfumeur médecins.

* *

Il n'y a pas longtemps que, par la grâce du progrès, a été, non pas inventée — rien n'est nouveau sous le soleil — mais propagée d'une façon alarmante et élevée à la hauteur d'un art, la réclame *au cosmétique hygiénique*. Elle date, je crois, d'un certain chirurgien en disponibilité — ce n'est pas moi qui lui donne cette qualification, c'est bien lui-même, vraiment — d'un M. Boucheron qui, vers 1837, lança un *cosmétique spécifique* à grand renfort de réclames, d'affiches et de brochures dédiées au docteur Lisfranc.

— Notez, s'il vous plaît, que j'ai toujours vu ledit docteur représenté avec un crâne aussi vierge de cheveux que la paume de la main.

Le dit M. Boucheron ayant attaché le grelot, on vit successivement apparaître, pour le plus grand bien des têtes chauves, des cheveux blancs et des barbes grises :

L'Eau de Mme Chantal Ma.

L'Eau de Lob... qui donne 40,000 francs à qui prouvera...

L'Eau de Malabar...

Et bien d'autres eaux plus ou moins troubles, et une infinité de pommades de bœuf, d'ours et de lion, toutes infaillibles et souveraines, toutes étayées de nombreux certificats, toutes brevetées, toutes approuvées par l'Académie de médecine (?)

*
* *

Les parfumeurs s'étant mis de la partie, on vit naître la parfumerie hygiophile, médico-hygiénique, thérapeutique, et une kyrielle d'autres parfumeries *ejusdem farinæ.*

*
* *

Vous pensez bien que du moment où il s'agissait de cheveux et de barbe, le barbier et le coiffeur ne devaient pas rester en arrière.

Aujourd'hui tout barbier est inventeur et vendeur d'un spécifique présenté par lui avec toutes les épithètes médico-burlesques qu'a pu trouver son imagination aidée d'un dictionnaire de médecine.

Quelques-uns même, renchérissant, se sont fourré dans la tête de faire de la vraie médecine... capillaire.

En doutez-vous? allez rue du Temple et, au-dessus d'une boutique, — que je n'ai pas à vous désigner autrement — vous lirez :

COUPE DE CHEVEUX, 25 CENT.
sans frisure.

BARBE. . . . . 15 CENT.

CONSULTATIONS
pour les maladies du cuir chevelu.

Rue Hautefeuille, un autre barbier se recommande comme auteur d'un

TRAITÉ COMPLET
des maladies du système pileux.

*
* *

Grand Dieu! rendez-nous le barbier d'autrefois — devrait-il faire un peu de chirurgie — le barbier indiscret, hâbleur, vantard, bel esprit, au demeurant parfaitement idiot ; mais qui se contentait de raser le menton et de « trancher les cheveux » (hist.) ; le barbier qui avait pris pour enseigne :

Évitez d'Absalon le misérable sort,...

Ou bien :

*Aujourd'hui l'on paye ; demain on
rasera gratis.*

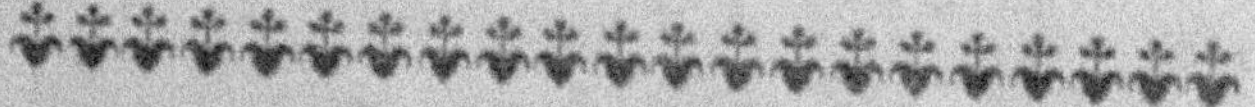

CHAPITRE XVI

LA MÉDECINE EN PLEIN VENT

Physiologie du Charlatan. — Tabarin et les *taba-rinades*. — Les ancêtres, les rivaux et les disci-ples de Tabarin. — L'âge d'or du charlatanisme. — Une supplique à S. M. Louis XVIII. — Duchesne et Lartaud. — Le Père Patience. — L'Homme à la machine électrique. — Le dessous des cartes. — Le charlatan s'en va. — *Souvenir de Jeunesse.*

A une époque où le charlatanisme était encore une profession distincte, et non, comme aujourd'hui, une façon trop générale de mettre en relief un talent, une industrie ou une personnalité quelconque, voici un des portraits les plus naïfs qui furent faits du charlatan :

« Les propriétés et conditions de tout temps vues et observées en ces gens qu'on nomme *Charlatans,* dans l'exercice de leur art, sont au nombre de cinq. La première condition c'est de se déguiser, — et le diable dans le paradis se déguisa en serpent ! La seconde, de *monter en banc,* — et le serpent monta sur un arbre ! La troisième, de dire et de raconter des mensonges, — et le mauvais ange dit à nos parents : *Nequaquam moriemini !* La quatrième, de se moquer de la simplicité du peuple, — et le démon ajouta : *Et eritis sicut Dei !* La dernière de vendre des boulettes, — et c'est une pomme que le tentateur offrit à notre mère !

« En vérité, le charlatan, c'est Satan en personne. » (*Le Charlatan découvert.* — Toulouse, 1687.)

***

Singulier temps, n'est-ce pas? et bien dif-
férent du nôtre, que celui où l'on ne rêvait
que de pieds fourchus et de cornes, et où
un charlatan ne pouvait exercer son petit
métier sans se voir comparé au diable; mais
où, d'autre part — et la chose avait bien son
prix — on le laissait vivre à sa fantaisie, en
plein air, le pauvre diable!

***

Nous avons changé tout cela; l'ancien charlatan, le charlatan fidèle à l'étymologie de
son nom, soit que ce nom dérive de l'italien
ciarlatore, ou du latin *circulator,* le charlatan
grand parleur et grand rôdeur, le charlatan
primitif, en un mot, n'est plus à nos yeux
qu'un homme, un simple homme, et ce
titre lui a fait perdre à la fois son prestige et

sa liberté. Réduit, s'il veut se mettre au niveau de son siècle, à travailler en chambre ou à domicile, comme le premier médecin venu, à opérer à la muette, à faire prôner ses recettes à la quatrième page des journaux, à propager son nom par la voie des affiches, moyens coûteux et indirects qui répugnent à sa nature, à ses goûts et à ses principes, il perd tous les jours de son assurance et de sa faconde, et en même temps de son crédit.

Essayons donc, avant qu'il ait tout à fait disparu comme type, d'esquisser ici quelques traits de sa curieuse physionomie.

*
* *

Le charlatan est de même famille que le bohémien : comme lui vagabond, il va où le pousse le vent de son caprice, et plantant aujourd'hui sa tente en plein soleil du Midi, il la plantera demain dans les brumes du

Nord; comme lui insouciant, il vit au jour le jour.

Hier, tout était heur pour lui...

Qu'il était fier, trônant du haut de son char à bancs! qu'il était beau avec sa grosse chaîne d'or autour du cou, avec ses breloques s'épandant en grappe sur son large abdomen! et l'épingle de sa cravate! et les boutons en brillants! et les bagues!

Las! Aujourd'hui tout est malheur!

Mais, bah! se dit le charlatan, dame Fortune est capricieuse. Hier elle souriait, elle boude aujourd'hui; pardieu! demain elle sourira de nouveau, et à ce sourire renaîtront et les chevaux, et la voiture, et les bijoux.

*
* *

Les bijoux surtout! Le charlatan — et c'est encore un trait de ressemblance avec le bohémien — aime tout ce qui luit aux yeux, brille, miroite. S'il n'est point assez riche pour se parer d'or, il se couvrira de chrysocale, s'il n'a pas de diamants il se contentera de strass.

*
* *

Si le charlatan aime le clinquant pour le clinquant lui-même, il s'en sert aussi comme se sert d'un miroir le chasseur aux alouettes.

Puis, c'est un défilé de planches coloriées représentant quelque maladie en toutes ses péripéties, et, à côté, l'étalage de certificats, de brevets, de récompenses accordés au guérisseur de cette maladie.

Ce sont encore, avec le secours des compères et les *trucs* que je vous dirai tout à l'heure, les cures merveilleuses accomplies sous les yeux de tous, les clairons et les cimbales, son nombreux domestique et ses chevaux richement caparaçonnés, sa calèche

armoriée et bien d'autres facettes relui-
santes.

Nul mieux que notre héros ne sait attirer
à lui, éblouir et charmer la foule.

*
* *

J'aime surtout voir le charlatan quand il
emploie son grand moyen de séduction,
lorsque, prenant à poignée l'argent dans son
escarcelle, il le jette au nez des badauds qui
l'environnent.

L'argent! ah! c'est vraiment chimère pour
le bateleur!

Et, si par caprice, la Fortune s'obstine à
s'attacher à ses pas, s'il devient riche, croyez-
vous qu'il lui prendra fantaisie de faire sou-
che de bourgeois, qu'il ambitionnera pour
gendre quelque docteur? Non, Tabarin don-
nera sa fille à Gautier Garguille, un farceur
de l'hôtel de Bourgogne, un enfant de la
balle.

— A moins qu'il ne fasse comme Duchesne, qu'il n'achète des vignes et des champs et ne meure propriétaire.

*
* *

C'est que de Tabarin à Duchesne il y a un espace de près de trois siècles, et que le charlatan — lui aussi — en est venu à l'adoration du veau d'or.

Et déjà le type est dégénéré, abâtardi.

Ce ne sont plus déjà les charlatans qui ont égayé nos pères; ce ne sont plus « les triacleurs jurés en l'Université de la place Dauphine; » ce n'est plus Tabarin, dont je viens de prononcer le nom et dont il me prend fantaisie de vous parler.

Qui ne connaît, au moins de nom, ce roi des charlatans? Boileau l'a fustigé comme trop peu classique (1) et La Fontaine a pris à l'écouter un plaisir extrême; Tallemant des Réaux l'a comparé au père André, ni

plus ni moins, et Molière, le grand Molière,
qui prenait son bien où il le trouvait — lui
a pris une scène entière, celle du sac dans
les *Fourberies de Scapin*.

Molière plagiaire de Tabarin ! est-ce assez
d'honneur pour le bouffon du Pont-Neuf !

***

Les œuvres, — les farces si vous voulez,
— de Tabarin, eurent quatre éditions en la
première année (1622) qu'elles parurent
chez Sommaville et Racollet, et tous les
jours encore on les réimprime ; elles ont
été annotées et commentées ; Beauzonnet et
Touvenin les ont reliées.

Combien de nos écrivains, de nos immor-
tels dont les œuvres ont eu moins de succès que les œuvres de ce marchand de
drogues en place publique.

*
* *

Tabarin se tenait habituellement, il nous l'apprend lui-même, en la place Dauphine.

Là et sur le Pont-Neuf, on voyait en ce temps se grouper les charlatans, les saltimbanques, les chanteurs, les diseurs de bonne aventure. C'était le coin le plus gai de tout Paris.

Tabarin dépassait de la tête au moins tous ses confrères du tréteau, depuis le baron de Grattelard jusqu'à certain signor Hieronimo d'envieuse mémoire. Et cependant il n'avait point, comme ce dernier, chaîne d'or et riche équipage. Son accoutrement était celui de Pierrot : il portait une blouse ample mi-partie de vert et de jaune et un large pantalon aux mêmes couleurs ; une longue épée de bois pendait à sa ceinture, et avec un chapeau de feutre gris sans fond il confectionnait à sa fantaisie toutes sortes de coiffures, depuis le casque romain jusqu'au bonnet d'âne. Pour théâtre, quelques mauvaises planches ajustées et quelques lambeaux de toile cousus ensemble; son personnel : un nègre, sa femme Francisquine en habit d'arlequine, et Mondor, « bel homme à grande barbe et à longue robe doctorale ».

*
* *

Dès que chantaient la viole et le rebec du triacleur juré, on quittait toute occupation, on accourait de toutes parts, on se pressait en foule, et la place Dauphine, au jour de grande représentation, le vendredi, n'était pas assez vaste pour contenir les curieux.

— Écoutez, c'est maître Rossignol, procureur au petit Châtelet, qui parle :

« Monsieur le lieutenant, je plaide pour deux honnestes femmes, l'une veuve d'un savetier, l'autre femme d'un tailleur, qui ne vaut guère mieux, car son mari se meurt pour ce que vendredi dernier leur maris, voulant prendre récréation à la farce de Mondor où ils étaient allez exprès, il intervint tumulte... où le savetier fut tué, et le tailleur bien blessé, sans y comprendre plusieurs malcontents... »

Et certes, on avait bien raison d'accourir au risque d'horions! Ah! les joyeusetés divertissantes, les étourdissantes facéties, les gaillardises un peu crues, il est vrai, qui sortaient de « l'escarcelle imaginative de Tabarin! »

Ici devraient être transcrites quelques pages des œuvres Tabariniques. Mais comment choisir entre les *Souhaits pour la nouvelle année* et la *Querelle avec Francisquine*, entre le *Procès d'un moulin à vent* et la *Descente aux enfers*, entre dix autres ébouriffantes bouffonneries.

Je préfère vous renvoyer au livre lui-même, à celui qu'a annoté M. d'Harmonville et qu'a édité M. Delahays. Quand vous aurez jeté

les yeux sur la première page, vous poursui-
vrez jusqu'à la dernière.

— Et encore ce n'est rien de le lire !

— « Avez-vous leu les questions de Tabarin? — demande une dame dans *Les caquées
de l'accouchée*. — Oui, répond *la femme d'un
secrétaire du roy*; je les ai leues il n'y a pas
un mois; mais il n'y a rien de tel que de
l'ouyr. »

Après cela est-il possible que pour quelques sous tournois on n'achète point à notre
héros le baume souverain contre les vertigos
et la migraine, l'onguent contre la brûlure,
dont il avait éprouvé les merveilleux effets
lors de sa descente aux enfers; ou bien
encore l'opiat contre les maux de dents !

> Que si l'on a les dents gastées
> Faut les pommades fréquentées
> D'opiat et de romarin
> Que l'on trouve chez Tabarin...

***

On ne sait point d'où était venu Tabarin — de Naples prétendent quelques-uns — et un beau jour il disparut sans qu'on sût où il était allé.

> Tout divertissement nous manque
> Tabarin ne va plus en banque,
> . . . .
> Chacun reste clos et couvert.

Voilà ce que l'on dit quand on ne vit plus Tabarin, et la foule ne se pressa plus autour de Mondor qui, pendant dix ans encore, vendit cependant des drogues en la place Dauphine.

Tout divertissement nous manque depuis que Tabarin s'en est allé! Certes, voilà un panégyrique qui en vaut bien un autre, et qui suffit à expliquer le bruit qui s'est fait autour de ce maître charlatan.

*
* *

Oui, maître charlatan, et j'ai beau chercher, fouiller, remonter jusqu'à l'antiquité — le sujet en vaut bien la peine, ne vous en déplaise, — je n'en trouve pas qui puisse lui être comparé.

Sous Pompée, dit l'histoire, vivait un certain Asclépiade qui, d'avocat, se fit marchand de drogues sur les places publiques. Oh ! le sot charlatan que ce devait être ! D'ici j'entends, comme les entendit Charles Nodier, « ses apostrophes et ses exclamations, ses battologies de remplissage et ses redondances verbeuses, je vois ses gestes démantibulés et ses haut-le-corps spasmodiques », et je m'enfuis bien vite.

Et cet autre dont parle Phèdre :

Malus quum sutor inopia deperditus
Medicinam ignoto facere cœpisset loco,
Et venditaret falso antidotum nomine
Verbosis adquisivit sibi famam strophis.

Un savetier qui abandonne le rond de cuir
de son échoppe pour monter sur un tréteau,
qui se fait médecin en plein vent et devient
célèbre aussitôt! Il y a erreur assurément,
ou bien ce savetier raccommodait les vieux
souliers comme Spinosa polissait du verre,
et devait, sa pensée étant ailleurs, se préparer depuis longtemps à sa future profession.

Car, en définitive, « il faut vingt années
pour faire un bon charlatan ». — C'est Man-
gin qui l'a dit, et il s'y connaissait.

* *

Si nous continuions à feuilleter l'histoire
ancienne, nous trouverions encore un Euda-
mus qui vendait des anneaux contre la morsure des bêtes venimeuses, un Chariton
exploitant des sachets contre l'épilepsie, un
Clodius qui spéculait sur des peaux souveraines contre l'apoplexie.

Nous trouverions bien d'autres charlatans, mais pas un duquel on puisse dire :

« Il fait rire depuis les pieds jusqu'à la tête. »

* *

Et parmi les contemporains du héros de la place Dauphine, voyez le pauvre Desiderio de Combes, ou mieux, M. le baron de Grattelard, comme l'appelle Tabarin; il a beau se démener sur son tréteau, il n'aura pas un spectateur, tandis que là-bas se querelleront Francisquine « la catin » et son mari « qui aime trop boire ».

* *

Et ce seigneur Hieronimo! il peut bien harnacher d'or ses chevaux et même sa personne, il peut bien louer le farceur Galinette à l'hôtel de Bourgogne, il ne vendra pas un sou tournoi de son onguent contre la brûlure, s'il ne déménage du Pont-Neuf.

Et cet Anglais qui a eu l'audace, un beau jour, de s'établir auprès de Tabarin et, comme lui, de vendre des savonnettes hygiéniques! — en ce temps-là déjà tout était hygiénique — il a quitté la place bien vite et tout penaud.

Il y a encore Vassard, Halary, Jean des Vignes — mais non, il n'y a que Tabarin.

**

L'an 1793 fut une belle époque pour les charlatans : il fut permis à tous de se livrer à l'art de guérir.

Et ce fut soudain comme une nuée d'arlequins, de turcs, de pierrots, qui s'abattit sur les places publiques, « à la seule fin » de soulager la pauvre humanité.

Il y en eut tant que l'autorité fut obligée de prendre des mesures pour mettre un frein à cet excès de philanthropie et qu'en l'an XI parut une loi réglant l'exercice de la médecine.

Le charlatanisme médical faillit en mourir !

— Heureusement il n'en mourut pas, et les charlatans, quoique devenant de plus en plus rares chaque jour, ne cessèrent pas de monter en banc et d'agiter leurs grelots.

*
* *

Il en est un entre tous dont je voudrais savoir le nom et connaître l'histoire, car celui-là est bien un fils de Tabarin. — Écoutez l'abracadabrant exorde de son boniment :

« Je guéris et préserve non-seulement sans avoir recours aux préparations pharmaceutiques, mais encore sans consulter les indications des urines, des selles, sans avoir besoin de tâter le pouls, de faire tirer la langue, de faire poser les culottes, de faire lever les jupes, sans presque m'inquiéter du nom, du siége, de la classification, de l'étymologie, de la définition de la maladie, non plus que de son genre de complication, et même sans voir les malades, autant de choses dans lesquelles vous voyez que je diffère du médecin… »

* *

Un autre, un certain Larcheret, demande à Louis XVIII la permission d'exploiter sa panacée : « Je supplie S. M. Louis XVIII de daigner me permettre, par une loi particulière, de vendre l'élixir universel, après toutefois que S. M. aura ordonné les informations qu'il lui plaira de faire prendre sur ce spécifique. Je désire que l'Auguste chef du gouvernement daigne m'accorder ce privilége exclusif ou brevet pour débiter mon remède, si mieux n'aime et ne préfère S. M. m'allouer et me faire toucher d'ici au 1er mai 1820 une prime de 300,000 francs pour prix de cette découverte, et pour en communiquer la recette, selon l'usage ordinaire, laquelle, dans ce dernier cas, serait imprimée et divulguée sur-le-champ par le ministère public. »

Demander 300,000 francs ! Tabarin ne se serait jamais permis une excentricité pareille que pour se gausser.

Voyons moins loin de nous s'il en est de plus dignes.

****

À la bonne heure ! Dix sollicitent à la fois notre curiosité.

Et d'abord Duchesne, Duchesne dit *le célèbre* — et à bon droit. — Celui qui, s'enfermant dans un sac de façon à n'avoir libres que les bras, *cueillait* une dent de la main droite tandis que de la main gauche il tirait un coup de pistolet.

Hélas ! Duchesne, le grand Duchesne n'est plus depuis un assez long temps... — il est mort, laissant à son fils un nom qui oblige, mais une fortune qui dispense.

* *

Puis vient Lartaud, *chirurgien pédicure de l'empereur du Maroc*, que j'ai déjà mentionné et dont Victor Fournel, dans son livre : *Ce que l'on voit dans les rues de Paris*, a fidèlement esquissé le portrait.

Mais il est un charlatan que M. Victor Fournel a oublié : il a pourtant son originalité et mérite de vous être présenté.

* *

Derrière l'église Notre-Dame, entre les deux ponts jetés sur les deux bras de la Seine, était, il n'y a pas longtemps encore, une place petite, mais très passante. Aussi plusieurs oiseaux de la rue y avaient-ils élu domicile. On y voyait des marchands de bric-à-brac, un marchand d'images, un Thomas sortant de son bocal à première réquisition pour dire la bonne aventure.

Entre toutes, la figure la plus plaisante était, à coup sûr, celle du père Patience, un marchand d'*onguent souverain*.

Le père Patience était un vieillard de soixante-quinze ans environ, tout plein de verdeur encore, plein de gaîté et de drôlerie surtout. Il était drôle jusqu'en son costume : sa coiffure, c'était un tricorne galonné d'argent; il se drapait dans une large houppelande à pèlerine, et tenait toujours de sa main gauche une canne à grosse pomme d'ivoire. N'oublions pas que sur sa poitrine s'étalait la médaille de Sainte-Hélène.

— Pourquoi diable faire communier ensemble un chapeau de la Régence, une robe de pèlerin et une canne de compagnon? Si le père Patience voulait éveiller la curiosité des passants, son costume si bizarrement hétéroclite était une très curieuse enseigne.

On ne pouvait voir cet accoutrement sans le regarder; on ne pouvait le regarder sans rire; on ne pouvait rire sans que vînt la fantaisie d'approcher de plus près celui qui le portait.

Et le bonhomme alors de débiter son petit boniment.

Il vendait une pommade camphrée. « N'allez pas croire — il avait soin de vous en avertir bien vite — n'allez pas croire à une sorte de pommade Raspail! La pommade Raspail est parfaitement innocente en matière de guérison; celle du père Patience, la mienne! guérit les brûlures, les coupures, les ulcères. »

* * *

Le père Patience prétendait avoir des titres, des parchemins; il racontait avoir plusieurs fois perdu sa fortune, — une grande fortune! — mais à personne il n'a dit de quelle façon il l'avait acquise et perdue. Il racontait bien d'autres choses encore, le père Patience, ou plutôt que ne promettait-il pas de raconter? Si vous causiez avec lui, il commençait bien des histoires, mais n'allait au bout d'aucune; il vous laissait prendre bien des fils, mais tandis que vous en dévidiez le peloton, paf ! il les cassait.

Le père Patience était un homme tout plein de mystère. Cependant j'ai pu arracher quelques feuillets de l'histoire de sa vie.

*
* *

Notre héros avait vu la première République, puis fait les campagnes du premier Empire. Quand il eut satisfait à la loi de la conscription, il revint à Paris, et, continuant le métier de son père, de son grand-père..., il se fit vendeur d'onguent souverain.

Et pour ce, il s'installa sur le pavé de l'île

Saint-Louis; il s'y installa, accoutré du singulier costume que vous savez.

En cette île Saint-Louis, qui forme comme une petite ville au milieu de la grande, le père Patience fut bien vite remarqué : on rit de lui; puis on s'enhardit à lui confier le soin des *bobos*. Or notre homme était causeur, enjoué; il fut d'abord comme la gazette du quartier; bientôt il en devint le médicastre en titre.

*
* *

Un matin, on ne vit point paraître le père Patience. — Quand on a coutume de rencontrer quelqu'un tous les jours, en un même lieu, ce quelqu'un finit par prendre une place dans votre vie. — Les gens de l'île Saint-Louis furent supris, inquiets de la disparition de leur marchand de pommade. On le chercha et il fut trouvé peu loin de l'île, mais hors du pays, derrière l'église Notre-Dame.

Le père Patience était resté sur le même mètre carré de la rue Saint-Louis durant plus de trente ans!

Qu'est devenu, où est, aujourd'hui, le père Patience?

> Où est la très sage Héloïs,
> Pour qui fut chastré et puis moine
> Pierre Abélard à Saint-Denis!

***

Il y a encore *l'homme à la machine électrique*. C'est un petit vieillard, ancien étudiant en médecine, devenu presque fou par excès de travail. Aujourd'hui, réduit à la misère, il gagne son pain de chaque jour (?) en mettant à profit les quelques connaissances physiques et médicales que la folie ne lui a pas ravies.

— Il y a quelques années, ce malheureux comparut sur le banc de la police correctionnelle, accusé d'exercer illégalement la médecine. Le défenseur n'eut qu'à raconter la vie de son client, ses travaux, ses souffrances, et il obtint pitié pour lui.

*
* *

Puis viennent les pédicures — on en rencontre à chaque coin de rue : — celui-ci accompagné d'un hibou, et vendant un taffetas *Grand Duc;* celui-là des *rondelles isolantes;* cet autre... Mais nous avons déjà parlé de cette variété d'infiniment petits docteurs.

Enfin ce sont les somnambules lucides, extra-lucides et les magnétiseurs. Ceux-ci, quoique de même race que les Guérisseurs en plein vent, forment une famille à part et méritaient un chapitre : les *Balivernes du Magnétisme.*

Laissez-moi vous dire maintenant le secret de certains charlatans, vous dévoiler quel-

ques-uns des trucs dont ils usaient autrefois en leur comédie pour émerveiller les
badauds.

* *

L'un, qui vendait une poudre vermifuge,
faisait mourir, sous les yeux des spectateurs,
grande quantité de vers en les saupoudrant
avec son remède.

Un autre, qui exploitait un élixir contre les
morsures des bêtes venimeuses, jouait du
haut de son tréteau avec des aspics et des
vipères.

Un troisième plongeait sa main dans l'eau
bouillante, et, après l'avoir frottée de sa
pommade contre la brûlure, la montrait in-
tacte aux spectateurs ébahis.

Nous n'avons pas à nous arrêter à ces
enfantillages.

*
* *

Le fameux Desiderio de Combes, ce jaloux dont je vous parlais tout à l'heure,
avalait du poison, à la grande stupéfaction
de la foule ; or,

« La tromperie du sieur Desiderio de
Combes se fait en cette sorte, c'est que, voulant avaler le poison, comme arsenic ou
réalgar, deux heures devant que monter sur
le théâtre, il mange grande quantité de laitues ou boit force huile, et en hyver, ne
pouvant avoir de laitues, il mange tant de
tripes grasses que son estomac en devient
enflé et tendu comme un tambourin, et cela
afin que le poison avalé ne puisse pénétrer
au dedans du corps et ainsi faire érosion ou
produire autres mauvaises qualités, selon le
pouvoir de la nature. Ce qu'étant fait, il
avale soudainement son huile, poudre ou
opiat, et le peuple, qui voit que cet homme
ne meurt pas par le poison, croit aussitôt

que c'est par la vertu du médicament qu'il exalte et vend... Lui, alors, retiré en son logis, vomit et revomit les tripes avec le poison, et tout le jour ne mange rien, sinon qu'il boit et reboit du lait pour vomir et revomir. En cette façon il se moque du peuple ignorant et lui vuide sa bourse. » (*Le Charlatan dévoilé*, déjà cité.)

*
* *

La plus plaisante entre toutes ces piperies est celle-ci :

Le charlatan, après avoir agité ses grelots et débité sa harangue ordinaire, provoquait la foule à expérimenter son élixir, « l'essai n'en coûtait rien ».

A cet appel, on voyait du milieu des spectateurs s'avancer un homme... Ah! le pauvre homme! — Jamais tire-laine accroché à Montfaucon n'offrit mine plus piteuse aux camarades de Villon. — Deux valets du charlatan sont obligés de l'aider à gravir les marches du temple d'Esculape.

Le Turc ou l'Arlequin interrogeait alors le patient; il l'auscultait, le percutait, l'interrogeait encore. Enfin, s'adressant à ceux qui l'entouraient, il déclarait nettement, doctoralement, prophétiquement, que le malade n'avait pas deux heures à vivre, et en appelait à tous présents, docteurs ou non, qui voudraient s'approcher.

Et s'il prenait fantaisie à quelque incrédule de confondre le charlatan, lui-même se préparait à être bientôt confondu.

— Le pouls du malade ne bat plus, s'écriait-il aussitôt; la vie lui échappe! Il se meurt!

Mais le Guérisseur est là.

Celui-ci administre au patient quelques gouttes de sa panacée, et voilà que soudainement le pouls redevient normal — comme disent messieurs de la Faculté — voilà que l'agonisant renaît à la vie.

Et la foule de se demander d'où vient ce nouveau Messie qui ressuscite les morts, de crier au miracle... et d'acheter l'élixir de longue vie.

Or, voici le bout de l'oreille : le « Nouveau Messie », la main négligemment posée sur le bras du malade, serrait un bracelet caché sous la manche de la veste du compère et le desserrait à volonté, interrompant ainsi la circulation du sang ou la laissant libre.

****

Aujourd'hui les charlatans ne font plus parade. Duchesne est le dernier qui se soit un peu sérieusement occupé de la « Bagatelle de la porte ». Les charlatans deviennent graves, compassés, ridicules.

Plus de querelle avec Francisquine, plus de poison, plus de coup de pistolet. L'orchestre a été remplacé par le monotone

orgue de Barbarie, et si quelques bateleurs
médicastres portent encore la robe flottante
et lamée d'or, la plupart ont revêtu l'habit
noir.

Eh! messieurs! faites donc un saut de
votre banc jusqu'à un premier étage, instal-
lez-vous dans un luxueux appartement, cra-
vatez-vous de blanc, envoyez vos boniments
aux journaux...

Et n'en parlons plus.

*
* *

Voulez-vous pourtant me laisser vous dire,
avant de vous quitter — si vous ne m'avez
pas déjà faussé compagnie, ce qui serait mal
à vous — comment j'ai appris à m'intéresser
à cette grande famille errante : jongleurs,
danseurs de corde, diseurs de bonne aventure, montreurs d'ours, marchands d'orviétan ; à cette pittoresque bohème, à ces cheva-
liers du grand chemin, à ces gueux volon-

taires, à ces indépendants — à ces heureux?
C'est une simple histoire, un très naïf

SOUVENIR DE JEUNESSE

... Les vacances étaient près de finir; ma
mère m'écrivit pour me le rappeler. Encore
huit jours de baignades dans l'Hérault, la
molle rivière au sable pailleté d'or, de chasses
à travers champs et bois, — de Peyregrosse à
Saint-Laurent; — encore huit jours d'ébatte-
ments joyeux et libres... et puis, puis il me
faudra dire adieu à mon indulgent ami
Jules R... et revenir à la ville..., au collège.

Au collège! c'est-à-dire avoir commerce
avec des dogues mal léchés, payés pour gro-
gner Virgile et mâcher des racines grecques;
avec des pédants en robe et en toque chargés
de faire haïr le beau, le vrai, le bien; avec
des cuistres aux ongles noirs, des esprits
étroits, de méchants cœurs.

— S'il y a des professeurs de collège qui ne ressemblent pas à la laide figure que je viens de crayonner — et je veux bien croire qu'il y en a — de ceux-là, je n'en ai pas rencontré un seul en les neuf stations de mon calvaire classique.

Huit jours sont bien vite passés ! je résolus de les remplir à l'équivalent du double. Au lieu de m'en retourner chez mon père par la diligence, qui m'y aurait porté trop vite, je résolus donc de faire le chemin à pied et de choisir celui des écoliers.

Mon itinéraire étant tracé, je courus faire part de mon projet au père de Jules, à l'ami auquel j'avais été confié pendant les vacances. Le brave homme fut ahuri. Je ne me déconcertai pas, je plaidai ma cause, je la gagnai.

Deux jours après, je partais avant que ne fût levé le soleil. . . . .

Mais voilà bien longtemps que je fais l'école buissonnière !… Attiré tantôt par une vieille tour emmantelée de mousse, et tantôt sollicité par un bouquet d'arbres qui laisse tomber de ses branches une ombre épaisse; alléché ici par une enseigne qui sent bon, et là, charmé par la voix d'une nymphe cachée dans les feuilles d'un nénuphar ou sous l'aile d'une cigale; sans cesse détourné de mon chemin par le démon familier des coureurs de bois, l'Imprévu... depuis deux grands jours je vagabonde! Tandis que je devrais, passereau échappé de son nid, être rendu sous l'aile de ma mère, assurément inquiète à cette heure, j'ai encore six lieues à faire.

Six lieues! et la fatigue retient mes pieds au sol, et je viens de m'apercevoir — pour la première fois — qu'il ne reste presque plus rien dans ma petite bourse.

Appuyé sur un bâton coupé dans la forêt de Valeine, et dont j'avais fait avec mon « eustache » une œuvre d'art que n'eût pas désavouée, ma foi! un sculpteur de la Forêt Noire, je m'avançais à travers la poussière blanche de la grand'route, lorsque je faillis m'écrier εὕρηκα (pardonnez à l'écolier). Je venais de me retourner au bruit des roues d'une voiture roulant derrière moi. Quand elle fut à ma portée, je fis signe au cocher de s'arrêter. C'était un coupé tout reluisant, tout joli, bas comme une chaise à porteurs, et traîné par deux fringants chevaux; un attelage délicieux et qui m'allait singulièrement pour la circonstance. Je m'approchai, et la glace de la portière s'étant abaissée, il en sortit une tête à favoris bien peignés, à laquelle j'exposai ma mésaventure et ma requête. On me regarda de bas en haut, puis on me regarda de haut en bas; finalement, il me fut répondu sans périphrase par un refus.

Le coupé était déjà loin, quand, en ma naïveté, je revins de mon ébahissement. A mon tour, je jetai les yeux sur la petite personne qu'on venait de toiser et je remarquai que je traînais des souliers éculés et que je portais une blouse... Eh! pardieu! quand on est locataire d'un coupé élégant et orné de si beaux favoris, doit-on se commettre avec un gueux de mon espèce? Fi donc!

Cependant, il était certain que je ne pourrais jamais arriver jusqu'à la maison de mon père, si une providence ne me montrait le bout de son nez. — J'attendis le passage d'une autre voiture.

Cette fois, je vis s'avancer une vieille calèche grinçant des roues et traînée par deux haridelles qui faisaient, clopin-clopant, tout leur possible. Je courus à la portière et l'ouvris : quelque chose de tout rond avec une cravate blanche, de laquelle émergeait une figure rasée à bleu et rubiconde à plaisir, était plongé dans le fond; — on eût dit d'un de ces grotesques bonshommes en caoutchouc dont les enfants s'amusent à déranger l'équilibre — ce devait être quelque docteur de la ville, appelé auprès d'un gentilhomme campagnard et qui s'en revenait, dormant sur un

bon dîner et sur le prix de ses honoraires.
Je secouai le disciple d'Esculape, tout fâché
que j'e fusse, car je suis un peu — par
alliance — de la famille du Dieu Secourable ;
il se réveilla en sursaut et crut d'abord que
j'en voulais à sa bourse. Quand je lui eus
expliqué que je ne demandais qu'une petite
place dans sa voiture, mon homme se re-
plongea dans son coin et dans sa cravate
blanche, en faisant entendre un grognement
qui voulait dire : Poursuis ton chemin, manant !

Et de quel droit aussi avais-je troublé le
digne homme dans son sommeil et dans le
travail de sa digestion ! En vérité, je n'étais
qu'un manant.

... Ne pouvant plus aller en avant, je
pénétrai dans les bois, à la recherche d'un
endroit commode pour dormir.

Majoresque cadunt altis de montibus umbræ...

ainsi que dit le doux poète que je n'aimais

point alors pour les raisons sus-énoncées.

La nuit vint et je fermai les yeux...

Je n'ai jamais pu dormir sérieusement sur la dure, en plein air : aussi fus-je, à peine installé sur mon lit de feuilles sèches, facilement éveillé par ces cris : *hi ! hi ! hu ! hu !* Et je me dis :

— Voici quelqu'un que n'effraiera pas ma blouse. Allons à lui.

Je gagnai la grand'route et j'avisai devant moi une voiture : elle gravissait une côte âpre, difficile, et bientôt je l'eus rejointe.

— Mauvaise montée, dis-je en façon d'entrée en matière, au conducteur qui marchait auprès de sa bête.

— Bien mauvaise, me répondit-il, dangereuse aussi, et longue ! longue !

— Oui, et vous mettrez bien une demi-heure pour arriver au bout.

— Dites donc une heure, et ce sera bien marcher !

— Vous connaissez le chemin ?

— Pour y être passé une fois, il y a longtemps; mais on n'oublie pas la montée de
la Cardonille.

Et la conversation alla son train...

Qui n'allait pas du tout son train, c'était
le cheval. Son maître avait beau l'exciter par
des *hu! hu! hi! hi!* la pauvre bête, suant,
soufflant, bronchait à chaque pas et faisait
peu avancer la voiture qu'elle traînait après
elle; une voiture, il est vrai, longue, large,
haute comme nos omnibus.

— Un coup de main, s'il vous plaît, brave
homme, me dit le conducteur.

Moi, fier que dans l'obscurité on me prit
pour un homme, je ramassai mes petites
forces d'enfant, et ensemble nous poussâmes
à la roue.

Dès lors nous fûmes les meilleurs amis du
monde et bientôt, entre beaucoup de *hu! hu!*
et de *hi! hi!* mon compagnon de route m'eût
conté ce qu'il était, d'où il venait, où il
allait, — La nuit était étoilée, elle était

calme et tiède, comme sont, en juillet, les
nuits du Midi; j'oubliai vite la fatigue en
écoutant le récit que je vais redire :

Roque — c'était le nom de mon nouvel
ami — était le fils d'un maître d'école très
aisé, parce qu'à ses fonctions officielles il
joignait le métier de *guérisseur*. Pourquoi,
Roque vivait en son village un peu en dés-
œuvré, feuilletant sans trop de souci du lendemain le livre de sa vie, lorsque se rencon-
tra sous ses doigts « la page sur laquelle on
voudrait toujours rester », celle où l'on
écrit le premier nom de femme.

Je ne vous raconterai pas les amours de
Roque, — toutes les histoires d'amour se
ressemblent : — il aima et fut aimé, aimé si
bien, qu'un beau jour les deux amants quit-
tèrent leur village, pour se soustraire à la
défense qui leur avait été faite de se rencontrer, le soir, sous les charmilles.

Ce fut d'abord une existence toute d'en-
chantement. Puis un jour vint où, le petit

trésor qu'ils avaient amassé étant épuisé, les deux enfants se regardèrent et se dirent : Que faire ?... Roque avait vingt ans ; il était intelligent et possédait même une certaine instruction, mais il n'avait pas de profession, n'avait appris aucun *métier ;* la jeune fille... savait aimer. Que faire ?

On dit qu'il est un Dieu qui veille sur les amants et les aide de ses conseils. — Roque se souvint des succès de son père en « l'art de guérir toutes les blessures » au moyen d'une certaine pommade que souvent il avait aidé à préparer. Pourquoi ne ferait-il pas comme son père ? Des dernières bribes de leur pécule, nos amoureux achetèrent quelques pots de faïence qu'ils remplirent d'un *onguent divin ;* ils se pourvurent d'une petite table, d'un tabouret, d'un coffre pour contenir leur drogue ; et, chacun chargé d'une portion du bagage, ils marchèrent à la conquête de l'avenir.

« Il y a trente ans de cela, ajouta Roque, et

depuis, quelle route difficile j'ai parcourue!
Ma compagne n'a pas eu la force de la
suivre avec moi jusqu'au bout : elle est
morte, il y a huit ans, à l'hôpital. En me
quittant, la pauvre femme! elle m'a dit
qu'elle avait vécu heureuse, elle m'a dit
merci, à moi qui l'avais enlevée à sa famille,
au bonheur de la vie aisée et qui ne lui
avais donné en échange que beaucoup
d'amour...

« Ah! çà, s'écria Roque en s'interrompant
et après avoir essuyé furtivement une larme,
je dois vous ennuyer. C'est que, voyez-vous,
quand je suis sur ce chapitre, je n'en finis
plus.

Mais moi, que l'odyssée de ce pauvre
bohème intéressait, avait ému, je voulais en
savoir davantage.

— Et maintenant, lui dis-je, vous voyagez
seul?

— Oh! non; j'ai un grand garçon de
vingt ans... Tenez, j'entends claquer son

fouet ; il est là, à trois cents pas devant nous et conduit le chariot qui porte les bagages. J'ai aussi une grande fille de quinze ans, belle comme sa mère : elle dort, avec sa petite sœur qui a dix ans, dans la voiture que je mène.

Et comme, en ma naïveté, je m'exclamais sur tout l'argent qu'il devait falloir pour faire vivre cette nombreuse famille.

— C'est que chacun travaille, me dit Roque. — Dans les beaux jours, quand nous sommes *riches*, mon fils reste avec moi, m'accompagne sur la place publique et c'est lui qui, monté sur la grande voiture que vous voyez, convertie pour la circonstance en théâtre, sonne dans son cornet et assemble la foule. Pendant ce temps, ma fille reste à l'auberge avec la petite sœur et raccommode nos nippes. Mais dans les mauvais jours, ah ! ce n'est plus ainsi ; alors, plus d'auberge ; nous nous arrêtons à la porte de la ville, cherchant un coin à l'abri et caché où nous nous établissons. De là, je vais seul sur la place vendre mon onguent, et mon fils, lui, va sur une autre place montrer ses tours de gibecière, tandis que ma fille (la pauvre enfant aussi !), accompagnée de sa sœur, court de café en café et chante... quand on ne lui défend pas d'entrer. Le soir venu, nous nous retrouvons, et après avoir mangé notre bouillie en plein air, nous nous reposons, moi et mon fils dans le chariot, les deux petites, près de nous, dans la voiture.

— Il ne vous arrive pas souvent d'en être réduits là ?

— Bien souvent, au contraire, et parfois même, nous sommes obligés de vendre chevaux et voitures. Et puis, que de peine, pour revenir sur l'eau !

... Encore, si l'on pouvait travailler tous les jours, la vie serait facile ; mais comptez : pendant trois jours de la semaine, nous sommes par chemins, le quatrième, lorsque, après une longue marche, nous arrivons, la pluie tombe et nous ne pouvons aller sur le champ de foire; le lendemain il pleut encore ou il fait grand vent. Que de temps perdu! Une autre fois nous apprenons qu'un charlatan est dans la ville ou qu'il vient de la quitter. Souvent aussi nous avons la malechance de rencontrer monsieur le maire en un de ses moments de digestion difficile et il nous refuse l'autorisation « d'exploiter ses habitants », — comme il dit... — Alors, il faut poursuivre sa route et aller plus loin demander son pain.

C'est une vie bien triste, n'est-ce pas?

Mais, me dit Roque, après un moment de silence, c'est assez « conter d'histoires! » Vous devriez monter sur le siége de la voiture, vous envelopper dans cette couverture et dormir; moi, je ne m'en soucie pas.

La fatigue avait repris le dessus et le sommeil me gagnait avec le froid. J'acceptai l'offre qui m'était faite, et bientôt je m'endormis.

Il faisait grand jour quand je rouvris les yeux. Je fus d'abord tout étonné de me trouver où j'étais. Bientôt je me souvins.

Tout à coup, une voix — non plus celle qui criait *hu! hu!* — une voix frêle, délicate, se mit à moduler un chant : c'était une ballade, une ballade naïve, pleine de douce mélodie ! J'écoutai dans le ravissement.

Quand la voix eut cessé de se faire entendre, je descendis de la voiture. Au lieu de me trouver près de celle que ma pensée curieuse cherchait, je vis Roque qui jouait du bout de son fouet avec une toute jeune enfant ; il vint à moi.

— Eh bien ! mon garçon, — il ne disait plus : mon brave homme ! Eh bien ! il paraît qu'on avait sommeil ? C'est la faute de ma bavarderie incorrigible. Je vous ai endormi.

— Au contraire, votre récit m'a bien intéressé.

— Non, il était trop triste.

Puis il ajouta ;

— Après tout, il ne faut pas croire que notre existence soit toujours sans sourires, sans soleil, difficile comme je vous l'ai décrite. Certes, la misère et avec elle la lutte et même le découragement voyagent souvent à nos côtés. Mais n'avons-nous pas, en échange, et entre beaucoup d'autres biens, un bien infini : l'indépendance?

— L'amour aussi, ajoutai-je, en regardant la fillette, qui embrassait les mains de son père.

Et songeant à la voix que j'avais entendue :

— Qui donc chantait tout à l'heure? demandai-je.

— C'est m'a fille aînée ; elle disait une vieille chanson que lui apprit sa mère en la berçant... Mais où donc est-elle?... Rita ! Rita !...

... Et je vis sortir d'un buisson qui bordait la route une jeune fille d'un charme attirant, avec son visage un peu hâlé, qu'encadraient d'abondants cheveux blonds et crespelés, avec ses grands yeux bleus de mer, brillants et qui semblaient rêver déjà sous leurs longs cils.

Elle s'avança vers nous, jeta dans le tablier de « la petite » la moisson de fleurs qu'elle avait faite et prit la main restée libre de son père.

Nous marchâmes longtemps ainsi.

Arrivés à un endroit où la route, déviant en er à cheval, offrait comme un reposoir abrité par de hauts châtaigniers, la voiture longea le fossé et alla s'arrêter près du chariot conduit par le fils Roque, qui nous précédait. Le moment était venu de faire prendre relâche aux chevaux ; c'était aussi l'heure du repas du matin.

Le fils du charlatan avait tout disposé : une marmite chauffait, suspendue au moyen de trois bûches posées en triangle, sur un feu de petites branches de bois mort ; à l'entour, une cruche de terre, un gros pain rond, et, çà et là, des écuelles et des couverts en bois.

Rita toucha à tout de ses petites mains de fée ménagère; elle souleva le couvercle de la marmite pour en consulter le contenu; elle nettoya, frotta; mit en sa place chaque chose; bientôt nous étions à table.

Voyez-vous d'ici le tableau comme moi je le vois, à travers mes souvenirs de jeunesse, plein de fraîcheur, pittoresque, charmant? Sous le dôme des châtaigniers centenaires rangés en hémicycle au bord de la grande route poudreuse, toute la famille bohémienne est accroupie autour de la fumante marmite, l'écuelle sur les genoux, la cuiller à la main. Quel franc appétit! — Rita ne peut satisfaire aux réclamations! — Et, entre deux cuillerées, quels bons rires! Au second plan, ici, deux chevaux qui, tirant leur lisière, broutent l'herbe, et là, sous le chariot, le chien Tricot mange sa pâtée. Pour fond les gros troncs d'arbre laissant voir entre les espaces qui les séparent les hautes herbes du fossé, puis les champs d'une couleur d'ambre sur lesquels ont plu des coquelicots, puis là-bas, tout là-bas, l'horizon d'où le soleil vient d'émerger sur un ciel bleu pâle.

Quand fut fini le repas, le père Roque nous conta des légendes, des contes de fée, des aventures joyeuses ou émouvantes; il en avait empli son sac en sa vie vagabonde, et nous ne nous lassions pas de l'écouter.

Cependant le soleil montait, et il fallut se remettre en marche...

Bientôt nous aperçûmes la cime des clochers qui indiquaient le terme de notre voyage. Alors, et non sans regret, je dis à mes hôtes adieu, merci et bonne chance!

TABLE DES MATIÈRES

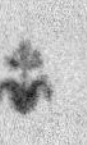

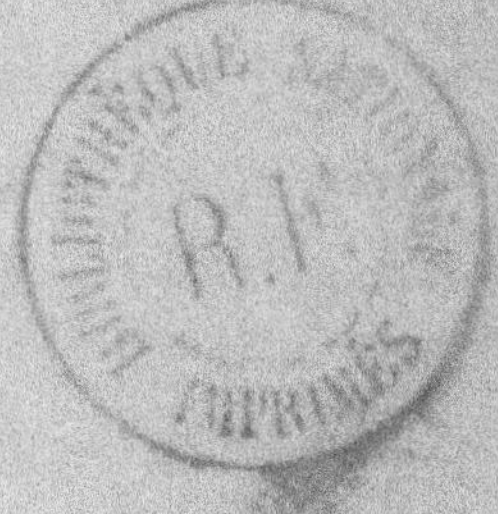

Paris. — Typ Ch. UNSINGER, 83, rue du Bac.